E. Neri, P. Marcheschi, D. Caramella
**Produrre ed elaborare immagini diagnostiche**

Emanuele Neri
Paolo Marcheschi
Davide Caramella

# Produrre ed elaborare immagini diagnostiche

*Presentazione a cura di*
**Carlo Bartolozzi**

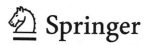 Springer

Emanuele Neri
Radiologia Diagnostica e Interventistica
Università di Pisa
Pisa

Paolo Marcheschi
Istituto di Fisiologia Clinica
Area della Ricerca CNR
Pisa

Davide Caramella
Radiologia Diagnostica e Interventistica
Università di Pisa
Pisa

ISBN    978-88-470-1063-5
e-ISBN  978-88-470-1064-2

Springer fa parte di Springer Science+Business Media
springer.com
© Springer-Verlag Italia 2008

Grafica e impaginazione: Graphostudio, Milano
Stampa: Printer Trento S.r.l., Trento

*Stampato in Italia*
Springer-Verlag Italia S.r.l., Via Decembrio 28, 20137 Milano

# Presentazione

La diagnostica per immagini ha subito in questi anni una notevole trasformazione legata in primo luogo al rapido sviluppo tecnologico. Di pari passo con il miglioramento delle metodologie di acquisizione in tomografia computerizzata e risonanza magnetica, si sono affermate nella pratica clinica le tecniche di elaborazione bidimensionale e tridimensionale delle immagini diagnostiche.

Il consolidamento di questo nuovo settore altamente professionalizzante ha reso necessaria la formazione di personale dedicato e competente in materia; formazione che avviene oggi nell'ambito dei corsi universitari per tecnici di radiologia medica.

Tali competenze devono essere proprie anche del medico radiologo e quindi i programmi di formazione degli specializzandi in Radiodiagnostica devono prevedere l'insegnamento di questa materia.

La Scuola radiologica pisana ha sempre dimostrato per questo specifico settore grande interesse, sia nella ricerca finalizzata, che nell'attività didattica. Nella ricerca, infatti, vi è stata particolare attenzione nello sviluppo di applicazioni cliniche delle metodiche di elaborazione: tale materia, ampiamente trattata in vari capitoli è stata oggetto di numerose pubblicazioni nella letteratura internazionale. Per quanto riguarda la didattica, il corso di Produzione ed Elaborazione delle Immagini Diagnostiche, rappresenta l'offerta formativa fondamentale per la preparazione dei futuri tecnici di radiologia che dovranno avere nel loro bagaglio professionale queste specifiche competenze.

Il dottor Emanuele Neri, coordinatore del corso di Produzione ed Elaborazione delle Immagini Diagnostiche, e il professor Davide Caramella, Presidente del Corso di Laurea per Tecnici di Radiologia

Medica, hanno dedicato ampia parte della loro attività di ricerca e didattica in questo settore e il testo che ho il piacere di presentare è il risultato dell'esperienza della nostra Scuola.

L'augurio è che tale "sforzo" abbia successo e che venga soprattutto apprezzato dai futuri utilizzatori rappresentati dagli studenti del corso per tecnici e dai medici specializzandi in Radiodiagnostica.

*Pisa, maggio 2008*

*Prof. Carlo Bartolozzi*
Direttore della Cattedra di
Radiologia e della
Scuola di Specializzazione
in Radiodiagnostica

# Ringraziamenti

Cari lettori,

questo testo è il risultato di un progetto editoriale finalizzato all'accrescimento della vostra conoscenza, su argomenti di produzione e trattamento delle immagini diagnostiche. Il mio personale augurio è che consenta una facile comprensione di questa materia, tipicamente multidisciplinare e spesso considerata dai medici e dal personale paramedico di esclusiva competenza dei colleghi tecnici (fisici sanitari, ingegneri, informatici, ecc.). La pratica diagnostica ci ha insegnato invece che anche questo bagaglio culturale deve far parte della nostra professione.

Desidero personalmente ringraziare molti studenti del mio Corso integrato di "Produzione ed Elaborazione delle Immagini Diagnostiche" che hanno contribuito, con i loro elaborati, allo sviluppo dei contenuti di questa opera editoriale.

Un ringraziamento particolare ai colleghi, specializzandi e specialisti, e ai tecnici di radiologia che hanno svolto un ruolo fondamentale per la realizzazione del testo.

Rivolgo infine la mia profonda gratitudine al mio maestro, il professor Carlo Bartolozzi che, sempre attento alle prospettive future della nostra disciplina, ha stimolato la mia crescita didattica e scientifica in questo settore.

*Emanuele Neri*

# Indice

## Parte II. Elaborazioni tridimensionali in radiodiagnostica: metodologia di elaborazione per apparato e applicazioni cliniche

## Parte III. Parte speciale

# Elenco degli Autori

Barattini Matteo, 173
Bargellini Irene, 87
Betti Francesca, 143
Boraschi Piero, 133
Calderazzi Andrea, 65
Carmignani Gabriele, 173
Cerri Francesca, 65,119
Donati Francesca M., 133
Fontanelli Daniele, 157
Giusti Sabina, 3, 13, 23, 79, 99, 119
Giustini Davide, 79, 87, 99, 143
Marcheschi Paolo, 23, 43, 51
Neri Emanuele, 3, 13, 23, 51, 65, 79, 87, 99, 119, 143, 173
Oliva Martina, 109
Paolicchi Alessandro, 109
Paolicchi Fabio, 3, 13, 23, 43, 51, 109
Sacco Palmino, 59
Salemi Simonetta, 133
Silverio Roberto, 59
Turini Francesca, 119
Vignali Claudio, 87
Volterrani Duccio, 157

# Parte I
## Produzione ed elaborazione delle immagini digitali

# La radiologia digitale

F. Paolicchi, S. Giusti, E. Neri

## Introduzione

La prima tecnica digitale introdotta nella diagnostica per immagini è stata l'angiografia sottrattiva, descritta da Kruger nel 1977 ed entrata nella pratica clinica nei primi anni '80 [1]. In ogni caso, il primo vero sistema digitale comparve nel 1990 con l'introduzione dei detettori charge-coupled device (CCD), seguiti poi dai detettori al selenio su tamburo rotante *(selenium rotating drum, 1994)* e più recentemente dai sistemi DR (Digital Radiography) basati su detettori al silicio e selenio amorfo (1995). A seguito della produzione di immagini diagnostiche digitali e della necessità di gestire anche l'informazione digitale alfanumerica, negli stessi anni sono stati introdotti sistemi informativi di supporto quali il *Radiology Information System* (RIS), l'*Hospital Information System* (HIS) e il *Picture Archiving and Communications System* (PACS) che hanno dato alla radiologia gli strumenti per l'archiviazione elettronica e la trasmissione dei dati a distanza. Nei primi anni '90 è stato inoltre definito il protocollo *Digital Image Communication in Medicine* (DICOM 3) che ha stabilito il formato digitale universale per la codifica e la comunicazione delle immagini medicali.

## Principi fisici della radiologia digitale

I principi fisici su cui si basa la radiologia digitale non differiscono molto da quelli della radiologia tradizionale. Contrariamente a quest'ultima, dove la pellicola rappresenta sia il sistema di detezione che di conservazione dell'immagine, i detettori digitali sono usati esclusivamente per creare l'immagine digitale, che viene poi successivamente registrata e conservata su un supporto digitale. L'intero iter di produzione di

E. Neri, P. Marcheschi, D. Caramella. *Produrre ed elaborare immagini diagnostiche.*
ISBN 978-88-470-1063-5. © Springer 2008

un'immagine digitale può essere suddiviso in quattro distinte e diverse fasi: creazione, elaborazione, presentazione e archiviazione.

Il detettore viene inizialmente esposto a una radiazione X, e l'energia conseguentemente assorbita deve essere trasformata in un segnale elettrico che viene poi registrato, digitalizzato e quantificato mediante una scala di grigi che rappresenta la quantità di radiazione X depositata in ogni pixel della nostra matrice digitale. Dopo tale campionamento e quantificazione del segnale, opportuni software di elaborazione organizzano i dati grezzi e li trasformano in un'immagine di significato clinico. L'elaborazione delle immagini consente molteplici operazioni, come quella di zoom, di inversione della scala dei grigi, modificazioni dell'ampiezza della finestra e del livello, misurazione di angoli e distanze, esaltazione dei contorni, definizione di regioni di interesse (*region of interest*, ROI) e segmentazione. Una volta generata, l'immagine viene registrata e conservata in un archivio digitale che, oltre all'immagine stessa, contiene anche dati anagrafici relativi al paziente (*header*).

L'immagine digitale può ovviamente in qualsiasi momento essere stampata su pellicola, anche se uno dei principali vantaggi che la radiologia digitale potrà consentire nel prossimo futuro è proprio la completa eliminazione dell'utilizzo di pellicole (*filmless radiology*).

## Sistemi di acquisizione digitale

Possiamo distinguere due modalità di produzione delle immagini digitali: acquisizione diretta e acquisizione indiretta. La prima modalità si verifica quando l'immagine viene acquisita in formato digitale nativo, come succede nelle apparecchiature di tomografia computerizzata (TC), tomografia a emissione di positroni (PET) e risonanza magnetica (RM) e in alcuni sistemi di DR. Quando invece le immagini vengono acquisite prima in forma analogica e poi convertite in forma digitale, si parla di modalità di acquisizione indiretta. Questo avviene ad esempio in alcuni sistemi di fluoroscopia digitale, dove l'immagine che si forma sullo schermo fluorescente, viene successivamente digitalizzata tramite una telecamera con sensori CCD. I diversi sistemi di acquisizione dell'immagine sono riassunti nella Figura 1.

Un esempio di acquisizione indiretta è la radiografia computerizzata (*computed radiography*, CR), dove una piastra di immagine (*imaging plate*) ricoperta di cristalli di fosforo fotostimolabili è contenuta in una cassetta radiografica, simile a quelle usate in radiologia analogica.

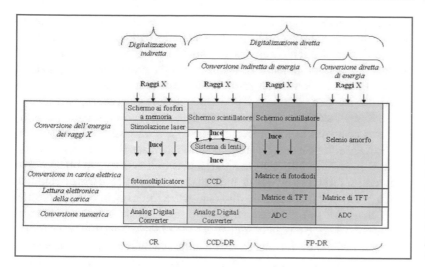

Fig. 1. Metodi di digitalizzazione: *computed radiography* (CR), *digital radiography* (DR) basato sui *charge coupled device* (CCD), *flat panel detector* con matrici di fotodiodi al silicio amorfo e *flat panel* al selenio amorfo (ADC), *analog digital converter*

Durante l'esposizione, l'energia dei fotoni X viene assorbita e temporaneamente immagazzinata da questi cristalli mediante il passaggio di alcuni loro elettroni orbitali a livelli energetici più elevati. In questo modo, l'energia può essere conservata per diverse ore a seconda delle caratteristiche fisiche dei cristalli utilizzati; tuttavia, la fase di lettura deve iniziare subito dopo l'esposizione alla radiazione in quanto la quantità di energia immagazzinata tende comunque a decrescere con il passare del tempo. Il processo di lettura è quindi una fase ben distinta, che segue la fase di esposizione delle piastre di fosfori. La piastra di fosfori viene introdotta in un dispositivo di lettura dove un sistema laser effettua una scansione del rivelatore determinando il rilascio dell'energia intrappolata; tale energia è alla base dell'intensità di ogni singolo pixel della matrice che darà luogo all'immagine visibile. Al termine del processo di lettura, la cassetta contenente la piastra di fosfori viene sottoposta a una forte sorgente luminosa che determina il rilascio dell'energia residua e rende la cassetta nuovamente utilizzabile per una successiva esposizione. L'intero processo richiede normalmente dai 30 ai 40 secondi, consentendo lo sviluppo di circa 90-120 immagini per ogni ora.

I vantaggi dei sistemi CR includono un ampio range dinamico, che consente una riduzione di dose per ogni esposizione, e una minore probabilità di errore nell'impostazione dei parametri di esposizione. Inoltre, dato che i sistemi CR sono basati sull'utilizzo di cassette radiografiche, possono essere integrati nei dispositivi radiologici tradizionali, sono facilmente trasportabili e ben adattabili all'esecuzione di esami radiografici in pazienti non trasportabili. La risoluzione spaziale dei sistemi CR è normalmente inferiore a quella ottenibile con i sistemi schermo-pellicola, anche se diversi studi hanno ormai dimostrato che il valore diagnostico ottenibile è praticamente equivalente.

La digitalizzazione diretta avviene invece quando le immagini digitali sono acquisite in tempo reale. Questo è il caso di tutti i sistemi di DR. Tali sistemi possono essere ulteriormente distinti in base alla modalità di conversione dell'energia e parleremo quindi anche in questo caso di modalità diretta e modalità indiretta. La **modalità diretta** richiede l'utilizzo di un fotoconduttore che converte i fotoni X in cariche elettriche. I materiali più comunemente utilizzati sono il selenio amorfo, il bromuro di tallio, e alcuni composti a base di gadolinio; tutti questi elementi possiedono un'intrinseca risoluzione spaziale e quindi la grandezza dei pixel, la matrice e la risoluzione spaziale non vengono limitate dai detettori ma esclusivamente dai sistemi di registrazione ed elaborazione del segnale. I sistemi digitali a conversione diretta che utilizzano selenio possono essere costituiti o da un tamburo rotante di selenio (*rotating selenium drum*) o da detettori *flat panel*. I sistemi a **conversione indiretta**, invece, introducono un passaggio intermedio: per mezzo di un cristallo scintillatore, i raggi X assorbiti inducono radiazione luminosa (luce visibile) che viene successivamente raccolta e convertita in segnale elettrico. Gli scintillatori usati possono essere di tipo "non strutturato" come l'ossisolfuro di Gadolinio ($Gd_2O_2S$) in forma granulare oppure di tipo "strutturato" come lo ioduro di Cesio (CsI). In entrambi i casi, il segnale elettrico prodotto viene raccolto da matrici di rivelatori allo stato solido Thin Film Transistor (TFT). Un ulteriore tipo di detettore a conversione diretta è costruito accoppiando uno schermo scintillatore a dispositivi CCD-TV. I sistemi CCD sono comparabili ai sistemi flat panel in termini di qualità dell'immagine e consentono una visualizzazione a basso contrasto leggermente superiore.

## Caratteristiche di un sistema radiologico digitale

### Risoluzione spaziale

La risoluzione spaziale definisce il limite entro il quale è possibile distinguere come separati due punti distinti di un'immagine e si misura in paia di linee per millimetro (pl/mm). Nei sistemi digitali uno dei fattori che limita la risoluzione spaziale è la dimensione del pixel della matrice di acquisizione. La risoluzione spaziale aumenta all'aumentare della matrice e diminuisce all'aumentare del campo di vista (*field of view*, FOV) (mantenendo fissa la matrice). Le risoluzioni spaziali tipiche del sistema tradizionale schermo di rinforzo-pellicola vanno da 5 ai 10 pl/mm, fino ad arrivare a 15– 20 pl/mm per la mammografia. Questi livelli di risoluzione sono difficili da ottenere in un sistema digitale, proprio per i limiti imposti dalla spaziatura del pixel. Inoltre, si produrrebbero immagini di dimensioni enormi, fino a 8000 pixel per lato, con tutte le problematiche legate alla gestione di file così grandi. Poiché i parametri di risoluzione e dimensione dell'immagine non hanno una valenza assoluta, ma contano in relazione allo scopo a cui l'immagine è destinata, per molte indagini diagnostiche ci si può accontentare di valori di risoluzione spaziale dalle 2,5 pl/mm alle 5 pl/mm. Questi valori corrispondono a dimensioni del pixel di 0,2 mm, e sono le tipiche risoluzioni dei sistemi di CR. In applicazioni mammografiche, invece, sono necessarie risoluzioni più elevate, fino a 10 pl/mm ovvero pixel di 0,1 mm.

## Curva caratteristica

La curva caratteristica, o curva densitometrica (Fig. 2), rappresenta la funzione che esprime le densità di annerimento rilevabili sull'immagine in funzione del logaritmo dell'esposizione. In un sistema tradizionale screen-film, solo la parte centrale della curva è utile ai fini diagnostici. Questo tratto è rettilineo e ci informa della corrispondenza lineare tra il livello di esposizione e densità ottica rilevabile sull'immagine. Ad ogni incremento della dose di esposizione corrisponde sull'immagine un incremento di densità ottica, con una relazione che dipende dalla pendenza della curva. Le zone del piede e della spalla della curva sono zone rispettivamente di sotto e sovraesposizione. In un sistema digitale, invece, la curva di risposta è lineare per un intervallo di esposizioni molto più grande. Disponiamo quindi di un *range dinamico* più ampio, cioè di una maggiore capacità nel rilevare variazioni di attenuazione del fascio X. Il range dinamico viene comunemente misurato in decibel (dB). Con gli strumenti di elaborazione digitale, la pendenza e la forma della curva possono essere facilmente modificate per migliorare la percezione del contrasto su un più ampio range di esposizioni.

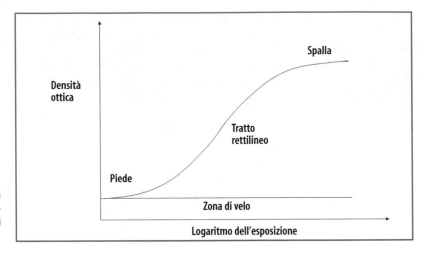

Fig. 2. Curva caratteristica in cui sono riconoscibili il piede, il tratto rettilineo, la spalla e la zona di velo

### Risoluzione di contrasto

La risoluzione di contrasto è la più piccola variazione di intensità rivelabile fra zone contigue dell'immagine. Essa è limitata dal range dinamico e dal livello di quantizzazione (*pixel depth*). Nei sistemi convenzionali la risoluzione di contrasto è determinata dalle caratteristiche sensitometriche della pellicola e dal suo trattamento. Nei sistemi di imaging digitale, il contrasto può essere variato a piacere. Il contrasto può essere ottimizzato selettivamente con l'operazione di windowing che consiste nella scelta dell'ampiezza della finestra di variazione di gradazione di grigi con cui rappresentare l'immagine e la scelta del livello centrale di questa finestra.

### Latitudine di esposizione

La latitudine di esposizione è ricavabile dalla curva densitometrica ed è la misura della relazione intercorrente tra l'ampiezza dell'intervallo delle esposizioni e l'intervallo di variazione di densità ottica ottenuta. Il valore della latitudine dipende dalla pendenza della curva: meno pendenza ha la curva e più ampia è la latitudine di esposizione. Una grande latitudine di esposizione ci permette di ottenere un certo intervallo di variazione di densità ottica con un range di esposizione più ampio. Questo fornisce una maggiore tolleranza di esposizione, riducendo le probabilità di ottenere immagini sovra o sottoesposte. I sistemi digitali sono caratterizzati da un'ampia latitudine di esposizione; ciò, insieme alla possibilità di modificare elettronicamente il contrasto delle immagini, consente una riduzione di dose erogata al paziente.

## Rapporto segnale rumore

In un sistema di imaging il rumore è una componente spuria del segnale che agisce in senso negativo nei confronti della qualità delle immagini. Il rumore è il risultato di molteplici fattori che con meccanismi diversi degradano la qualità dell'immagine rendendola talvolta inutilizzabile ai fini diagnostici. Una valutazione oggettiva di questa interferenza è espressa dalla misura del rapporto segnale rumore (*signal-to-noise ratio, SNR*). Il rumore quantico, il rumore elettronico, il rumore di quantizzazione e il rumore indotto dai processi di elaborazione sono le componenti del rumore totale di un sistema digitale.

## Funzione di trasferimento della modulazione

La funzione di trasferimento della modulazione (*modulation transfer function*, MTF) descrive in modo completo la perdita di informazione nel processo che va dall'acquisizione alla visualizzazione dell'immagine al diminuire delle dimensioni dell'oggetto indagato. Mette in relazione, quindi, la risoluzione di contrasto con la risoluzione spaziale per un sistema radiologico sia convenzionale che digitale. È ottenuta come il rapporto fra l'informazione disponibile in ingresso e l'informazione effettivamente fornita dal sistema radiologico. Ogni immagine può essere descritta come quantità di energia per ciascuna delle sue componenti di frequenza spaziale. La MTF descrive per ciascuna componente di frequenza la frazione di energia che ne è conservata dopo l'acquisizione o la visualizzazione dell'immagine.

## Efficienza quantica di rivelazione

In un detettore di imaging radiologico, l'efficienza quantica di rivelazione (*detective quantum efficiency,* DQE) misura l'efficienza di acquisizione del segnale in funzione della frequenza spaziale. In altre parole, la DQE è il rapporto del numero di fotoni che contribuiscono effettivamente all'immagine sul numero totale di fotoni che incidono sul rivelatore. La DQE è quindi direttamente proporzionale alla MTF di un rivelatore. Poiché un sistema di imaging aggiunge comunque rumore all'informazione in uscita, la DQE è in relazione anche con l'SNR, con proporzionalità inversa. La DQE misura l'SNR e la MTF alle varie frequenze spaziali. In un sistema di imaging ideale la DQE dovrebbe essere del 100% a tutte le frequenze spaziali. Un sistema reale, invece, perde efficienza sulle alte frequenze spaziali (dettaglio) arrivando a valori intorno al 40-50% alle basse frequenze spaziali (sfondo).

## Elaborazione dell'immagine

Una volta avvenute l'esposizione ai raggi X e l'acquisizione dell'immagine, i dati grezzi acquisiti devono essere attentamente processati ed elaborati per produrre l'immagine visibile sul monitor di visualizzazione. Questa fase, detta *image processing*, rappresenta uno dei punti chiave della radiologia digitale, in grado di influenzare enormemente l'immagine finale che il radiologo si troverà di fronte. Possiamo distinguere due categorie di elaborazioni sulle immagini digitali.

Un primo tipo di elaborazione è quello mirato al miglioramento della percezione delle immagini. Queste vengono trattate in modo da evidenziare un determinato tipo di informazione in essa contenuto rispetto ad altri. L'*image processing* viene utilizzato per migliorare la qualità dell'immagine, ad esempio riducendo il rumore, rimuovendo artefatti e ottimizzando la risoluzione di contrasto. La risoluzione spaziale non può invece essere influenzata da tale procedura, in quanto dipende dalle caratteristiche tecniche dei detettori (ad es., la grandezza dei pixel), anche se con alcuni sistemi è possibile comunque limitare un'eventuale carenza di risoluzione spaziale.

La fase di elaborazione di un'immagine digitale è assai delicata e tutt'altro che semplice, in quanto il miglioramento di una data caratteristica può peggiorarne altre, talvolta creando delle involontarie maschere che possono alterare le caratteristiche clinico-diagnostiche dell'immagine stessa. Il sistema di elaborazione dell'immagine deve essere ottimizzato per ogni singolo sistema radiografico digitale, in quanto possono esserci delle forti differenze tra i diversi sistemi impiegati. È inoltre importante utilizzare opportuni algoritmi a seconda del distretto anatomico analizzato, che tengano conto delle differenze di densità, numero atomico e spessore dei tessuti in esame.

Una seconda tipologia di elaborazione consiste invece nel combinare contenuti informativi estratti da immagini diverse in un'immagine nuova, ottenendo una nuova informazione. Questo è il caso delle *ricostruzioni multiplanari*, delle operazioni di *volume rendering*, di endoscopia virtuale di altre tecniche di elaborazione 3D tipiche dei sistemi ad acquisizione volumetrica (TC e RM) che verranno illustrate dettagliatamente nei successivi capitoli di questo testo.

## Letture consigliate

Korner M, Weber CH, Wirth S et al (2007) Advances in digital radiography: physical principles and system overview. Radiographics 27: 675-686
Kruger RA, Mistretta CA, Crummy AB (1977) Digital k-edge sosubtraction radiography. Radiology 125:243-245
Lee KR, Siegel EL, Templeton AW et al (1991) State of the art: digital radiography. Radiographics 11:1013-1025
Spahn M (2005) Flat detectors and their clinical applications. Eur Radiol 15:1934-1947
Williams MB, Krupinski EA, Strauss KJ et al (2007) Digital radiography image quality: image acquisition. J Am Coll Radiol 4:371-388

# Produrre immagini TC e RM

# 2

S. Giusti, F. Paolicchi, E. Neri

## Introduzione

La produzione delle immagini radiologiche è fortemente aumentata con l'introduzione nella pratica diagnostica delle apparecchiature TC multistrato; si deve inoltre tenere di conto il miglioramento delle apparecchiature RM (che con le sequenze volumetriche producono un quantitativo sempre maggiore di immagini).

Questa evoluzione tecnologica parallela, tra acquisizione ed elaborazione, ha portato la ricerca alla progettazione di sistemi di visualizzazione sempre più interattivi e soprattutto semplici da usare per il medico radiologo (l'utente finale); sistemi che consentano di visualizzare contemporaneamente dati provenienti da differenti apparecchiature diagnostiche (ad es., TC, RM, PET, SPECT), dotati di elevata potenza di calcolo e massima velocità di trasmissione grazie alle più moderne reti di comunicazione.

Verranno trattati in questo capitolo i due argomenti di maggior interesse ai fini dell'elaborazione delle immagini, cioè come esse vengono prodotte con TC e RM. La conoscenza di questi principi (nel testo trattati sinteticamente e per i quali si rimanda ai testi specifici) è fondamentale per comprendere la metodologia di elaborazione bidimensionale e tridimensionale.

## Digitalizzazione e immagini digitali

Per digitalizzazione si intende il procedimento di trasformazione delle immagini originali in forma digitale. Nelle moderne apparecchiature mediche ciò avviene automaticamente (nella digitalizzazione automatica la conversione analogico-digitale viene effettuata dalla macchina stessa), per cui si pone unicamente il problema di trasferire i dati attra-

E. Neri, P. Marcheschi, D. Caramella. *Produrre ed elaborare immagini diagnostiche.*
ISBN 978-88-470-1063-5. © Springer 2008

verso reti di comunicazione o per mezzo dei diversi mezzi di supporto per l'archiviazione, effettuando le eventuali conversioni di formato. Tale operazione è specifica per ogni apparecchiatura.

Lo standard ACR/NEMA è stato proposto nel 1985 dall'American College of Radiologists (ACR) e dalla National Electric Manufacturers Association (NEMA). Il DICOM 3 (*Digital Imaging and Communication in Medicine*) è a tutti gli effetti un protocollo di rete che fornisce specifiche per i diversi livelli di comunicazione.

Un'immagine digitale è rappresentata da una matrice di punti chiamati pixel o *picture elements* (pels); il numero dei pixel appartenenti alla matrice che costituisce l'immagine e detto *dominio spaziale*. La matrice è in genere rettangolare, ma in medicina si utilizzano preferibilmente matrici quadrate, ad esempio 256x256, 512x512, 1024x1024, e così via. Ogni pixel o elemento di tale matrice è rappresentato da un numero che ne esprime la luminosità. Il bit esprime il colore del pixel, il numero totale di bit che determina il colore finale del pixel è chiamato *profondità di colore* e la sua unità di misura è il *bpp* (bit per pixel). Ad esempio, se vogliamo rappresentare un numero massimo di 256 colori ($2^8$), la profondità di colore sarà 8 bit, e i valori rappresentabili saranno compresi fra 0 e 255, ossia fra 0 e ($2^8$ -1); se invece vogliamo rappresentare un numero massimo di 65536 ($2^{16}$) colori, la profondità di colore sarà 16 bit, e i valori rappresentabili saranno compresi fra 0 e 65535, ossia fra 0 e ($2^{16}$-1).

Le immagini radiologiche digitali che provengono da modalità diagnostiche moderne, quali TC e RM, hanno un'elevata profondità di colore (16 bit). Nel caso di tali immagini, che non sono a colori, si parla di toni di grigio e il valore associato al pixel è correlato al valore di luminosità del pixel: se $n$ è la profondità di colore, 0 è nero, ossia assenza di luminosità, $2^n-1$ è il bianco, ossia la massima luminosità. Comunque, i formati più diffusi prevedono una dimensione di 512x512 pixel, memorizzati per linee, a 12 bit (4096 tonalità di grigio). Da notare che il numero dei livelli di grigio, pur essendo sufficientemente significativo, è fondamentalmente determinato dalla difficoltà di realizzare convertitori analogico/digitali veloci per un numero di bit superiore, perciò negli anni a venire si assisterà forse a un ampliamento della scala.

## Tomografia computerizzata

La TC è una tecnica radiologica che consente l'acquisizione sia per strati sia per volumi corporei, ovviando ai limiti della radiologia tradiziona-

le, dove lo studio avviene mediante immagini proiettive con conseguente sovrapposizione di strutture anatomiche. La TC consente quindi una
chiara distinzione nello spazio tridimensionale tra strutture anatomiche
a densità diversa (Fig. 1).

Il principio si basa sulla ricostruzione dell'immagine di sezioni corporee di spessore prefissato a partire da una serie di misure di assorbi-
mento di fotoni, provenienti da un fascio "a pennello" o "a ventaglio"
lungo numerose traiettorie di attraversamento della sezione considerata.
Utilizzando infatti fotoni X di energia sufficientemente elevata e privi-
legiando, quindi, le interazioni del tipo effetto Compton, l'attenuazione
fotonica dipende per lo più dalla densità fisica del tessuto attraversato;
si può pertanto stabilire una proporzionalità tra il coefficiente lineare di
attenuazione e la densità fisica in ogni punto. Le caratteristiche di assor-
bimento dei tessuti vengono quantificate attraverso il valore di attenuazione, che in realtà è una misura relativa al coefficiente di attenuazione
dell'acqua. In questo modo è stata costruita la scala Hounsfield che
attribuisce valori di densità (unità Hounsfield – UH) differenti alle strutture anatomiche; l'aria presenta il valore più basso (-1000 UH), il tessuto adiposo valori negativi compresi tra -20 e -80 UH, i parenchimi tra 30
e 70 UH, il tessuto osseo i valori più elevati, oltre 160 UH. Naturalmente
questi valori potranno variare in funzione di certe condizioni anatomiche e soprattutto in situazioni patologiche. Inoltre, si deve tenere in considerazione il fatto che l'uso del mezzo di contrasto iodato, sia per endovena, sia introdotto dalle cavità corporee, modificherà questi valori nei
distretti dove viene distribuito. La conoscenza della scala Hounsfield è

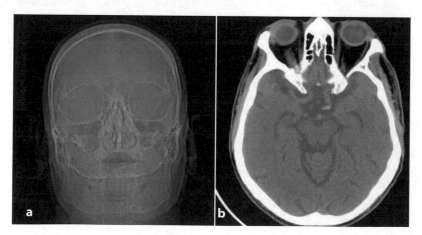

Fig. 1. TC del cranio. Scout view
(a), utilizzata per il centraggio della zona da esaminare, che fornisce
un'immagine di tipo proiettivo risultante dalla sovrapposizione di
varie strutture anatomiche. La
scansione TC assiale (b) del cranio
(con finestra per tessuti molli)
consente la chiara distinzione tra
componente ossea e parenchima encefalico

molto importante, non solo per la diagnosi di condizioni patologiche, ma anche da un punto di vista tecnico per la generazione di modelli tridimensionali. Le elaborazioni di immagini più complesse (che verranno trattate nei prossimi capitoli) si basano sulle differenze di densità dei tessuti, che consentono di rappresentare selettivamente una certa struttura anatomica escludendo le strutture non desiderate nel modello tridimensionale.

Per la maggior parte dei tomografi, la risoluzione ottenibile per ciascuna immagine è di 512x512 pixel. Questo tipo di matrice può essere applicato a vari campi di vista. Ad esempio, se durante un esame si evidenzia un particolare anatomico patologico che si voglia esaltare, è possibile restringere il campo di vista a una certa regione anatomica e applicare la matrice suddetta alle immagini che verranno ricostruite. In questo modo verrà aumentata la risoluzione spaziale e la possibilità di identificare dettagli sempre più piccoli. Viceversa, ci sarà una riduzione della risoluzione spaziale applicando la stessa matrice a un ampio campo di vista.

In linea generale possiamo ricordare quelle che sono le componenti principali di un'apparecchiatura di TC (Figg. 2 e 3):
- il complesso di scansione, rappresentato da tubo radiogeno e detettori, posizionati all'interno del *gantry*;
- il lettino porta-paziente, che si muove consensualmente alla rotazione del *gantry* durante la fase di acquisizione;
- il sistema di iniezione del mezzo di contrasto;
- la consolle di comando, dove vengono selezionati i parametri di acquisizione e visualizzate le immagini ricostruite.
- la stazione di elaborazione, dove vengono eseguite le ricostruzioni bidimensionali e tridimensionali delle immagini acquisite.

Nella TC convenzionale, per ogni scansione l'apparecchiatura effet-

Fig. 2. TC multistrato (**a**). Il paziente è posizionato sul lettino con arti superiori sollevati per consentire un adeguato studio del torace e dell'addome. L'iniettore del mezzo di contrasto per endovena è situato a lato del paziente ed è visibile dalla consolle di acquisizione (**b**)

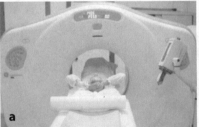
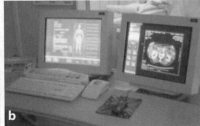

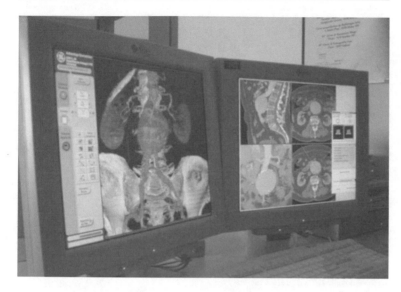

**Fig. 3.** Stazione di elaborazione collegata via rete all'apparecchiatura TC

tua una ricostruzione dell'immagine relativa all'interazione del fascio radiante con il paziente in quella data posizione. Pertanto, allo scopo di evitare artefatti da movimento, viene richiesto al paziente di mantenere un'adeguata apnea inspiratoria o espiratoria per il tempo necessario a ciascuna scansione Al termine della rotazione di 360° del complesso tubo radiogeno e detettori, il computer elabora i dati acquisiti e fornisce un'immagine digitale sul monitor della consolle. Questa procedura viene ripetuta per ogni scansione fino a coprire tutta la regione di interesse.

Con la TC spirale viene condotta una vera e propria acquisizione volumetrica in cui, durante la rotazione continua del complesso tubo radiogeno e detettori, il lettino porta-paziente si sposta a velocità costante. In questa combinazione rotazione/spostamento, il fascio radiante descrive idealmente sul corpo del paziente una spirale (da cui la definizione di TC spirale o elicoidale; Fig. 4). Questa metodica permette una riduzione sostanziale del tempo di acquisizione sino a pochi secondi, consentendo perfino lo studio di organi in movimento, come ad esempio il cuore.

La scansione veloce in associazione con un'elevata risoluzione spaziale sull'asse Z (Fig. 4) consente l'acquisizione di volumi isotropici, su cui potranno essere condotte elaborazioni tridimensionali.

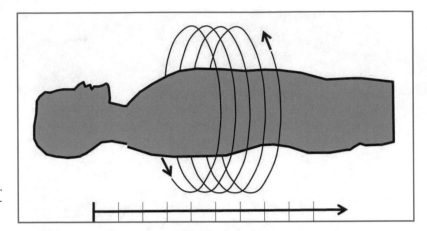

Fig. 4. Scansione elicoidale. L'asse Z rappresenta l'asse longitudinale del volume esaminato

## Risonanza magnetica

La RM si basa sul fenomeno della *risonanza magnetica nucleare,* ovvero della risonanza dei nuclei atomici. Il procedimento che conduce alla formazione del segnale, utile ai fini della creazione dell'immagine, può essere schematizzato in alcuni concetti fondamentali.

L'insieme dei nuclei di idrogeno ($H^+$) dell'organismo (considerati ciascuno come un dipolo magnetico) in condizioni normali si trova in una situazione di completo disordine elettromagnetico; ovvero, i vari nuclei di $H^+$ sono orientati casualmente nello spazio. Per ordinare questo insieme, esso viene posto in un campo magnetico statico (CMS) di elevata intensità, rappresentato dal magnete della RM. In questo CMS, i nuclei assumono un orientamento parallelo (orientamento *up*) o antiparallelo (orientamento *down*) rispetto alla direzione dell'asse di magnetizzazione.

Naturalmente lo stato di allineamento preferito dei protoni è quello con più basso livello energetico, per cui la maggioranza di essi sarà sul più basso livello energetico e parallelo al campo magnetico esterno. È inoltre da ricordare che i protoni non sono fissi, orientati in senso parallelo o antiparallelo alle linee del campo magnetico, ma girano su se stessi (spin). Questo movimento si chiama precessione ed è simile a quello di una trottola che gira. Durante la precessione, l'asse della trottola ruota descrivendo un cono. La velocità del movimento di precessione non è costante e dipende dalla forza del campo magnetico in cui i pro-

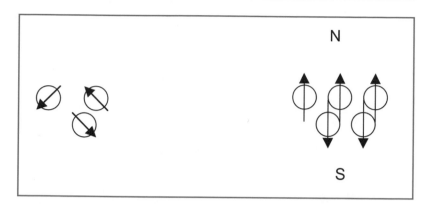

Fig. 5. Magnetizzazione longitudinale. I protoni del corpo, che presentano direzione diversa in condizione di normalità, quando vengono posti all'interno del campo RM assumono orientamento lungo l'asse longitudinale

toni sono inseriti: più intenso è il campo magnetico, più alta è la velocità e la frequenza di precessione. La frequenza di precessione può essere calcolata con l'equazione di Larmor (wL = gB0): dove wL è la frequenza di precessione in Hz o MHz, B0 è la forza del campo magnetico esterno che è misurata in Tesla (T) e g è la costante giromagnetica.

Cosa succede quando si pone un paziente dentro la RM? I suoi protoni si allineano con il campo magnetico e acquisiscono una magnetizzazione longitudinale (Fig. 5).

Dunque, se inviamo un impulso di radiofrequenza (RF), ovvero un'onda elettromagnetica di breve durata, i protoni si allineano in senso parallelo o antiparallelo rispetto al campo magnetico. Alcuni protoni con questo impulso assorbono energia e passano a un livello energetico superiore, il che provoca un decremento della magnetizzazione longitudinale.

Inoltre, dopo l'impulso di RF, i protoni non puntano più in qualsiasi direzione ma precedono in sincronia, sono cioè "in fase". Essi ora puntano nella stessa direzione con la stessa frequenza di precessione e i vettori magnetici posti in questa direzione si sommano. Il risultato è un vettore magnetico unico orientato nel verso in cui sono diretti tutti i protoni che precedono in direzione trasversale (magnetizzazione trasversale). In pratica, l'impulso di RF riduce la magnetizzazione longitudinale e crea una magnetizzazione trasversale (Fig. 6).

Quando l'impulso RF si interrompe, si ripristina la situazione preesistente (rilassamento); ovvero si ha cessione di energia anch'essa sotto forma di impulsi di RF con aspetto di oscillazioni smorzate dette FID (*free induction decay*, o segnale di decadimento della magnetizzazione trasversale, che equivale al tempo di rilassamento trasversale o T2).

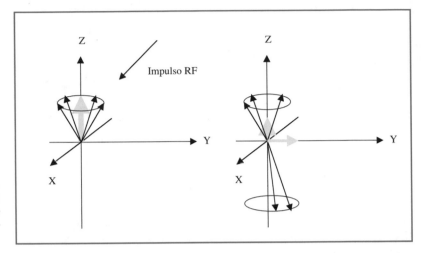

**Fig. 6.** Magnetizzazione trasversale. L'impulso di RF riduce la magnetizzazione longitudinale e crea un vettore di magnetizzazione trasversale

Al contrario, la magnetizzazione longitudinale torna ad aumentare (tempo di rilassamento longitudinale o T1).

Da tali segnali elettromagnetici di ritorno, captati dall'emittente di RF e analizzati mediante opportuno algoritmo matematico, misurati e localizzati spazialmente, è possibile ricostruire l'immagine anatomica delle strutture in esame.

La RM si configura dunque come un sistema estremamente complesso ed è proprio nel suo contesto che si realizza tutta la sequenza di eventi fisici alla base dell'imaging a RM.

Le componenti principali della RM si possono suddividere in 4 gruppi (Fig. 7):

1) magnete (crea il campo magnetico che orienta i nuclei e li pone in precessione): ha il compito di creare il CMS. L'intensità dei campi è misurata in Tesla (T) e varia oggi da 0,2 a 7T. L'aumento di intensità del campo magnetico riduce i tempi di acquisizione e migliora l'omogeneità del segnale. Da un punto di vista tecnologico, ne esistono in commercio tre tipi: resistivi (bassa intensità e alto costo in termini di consumo energetico), superconduttivi (attualmente di uso più frequente, hanno elevata intensità e omogeneità di segnale ma alto costo di impianto, di manutenzione e di gestione) e permanenti (bassi costi digestione e di impianto, talvolta hanno magneti aperti, ma hanno campi di bassa intensità);

2) bobine RF (inviano gli impulsi di eccitazione e ricevono il segnale);

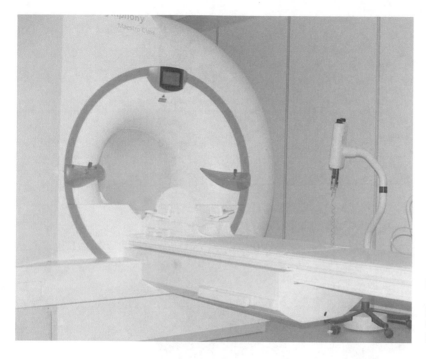

Fig. 7. Apparecchiatura RM a 1,5 Tesla. A lato del lettino porta-paziente è apprezzabile l'iniettore del mezzo di contrasto paramagnetico

3) sistema dei gradienti (modula il campo magnetico statico ed è fondamentale per la ricostruzione dell'immagine): i gradienti di campo introducono variazioni di fase e di frequenza del moto degli spin, consentendo la codificazione spaziale del segnale di RM. Tale modulazione è possibile grazie a bobine di gradiente, ovvero avvolgimenti elettrici supplementari posti all'interno del magnete. I gradienti possono essere orientati nei tre diversi piani dello spazio (x, y, z) ma anche obliquamente, secondo la direzione più opportuna del singolo distretto; di qui la peculiarità della RM, la possibilità di eseguire scansioni multiplanari dirette, liberamente orientate, senza necessità di spostare il paziente;

4) computer (controllo di ogni fase, conversione, ricostruzione e archiviazione): organizza tutti gli eventi fin qui ricordati nonché i successivi passaggi come il campionamento e la scomposizione del segnale analogico nelle sue diverse componenti di frequenza con il metodo analitico della trasformata di Fourier, che costituisce il presupposto fondamentale per la ricostruzione elettronica e la digitalizzazione dell'immagine RM. Successivamente il computer presenta l'im-

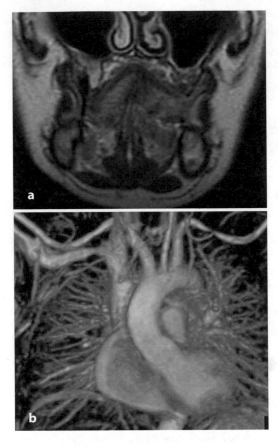

Fig. 8. Immagine di RM (**a**) ottenuta sul piano coronale a livello del cavo orale, caratterizzata da un'elevata risoluzione di contrasto per i tessuti molli. Elaborazioni di volume rendering (VR) del cuore e dei vasi epiaortici (**b**) su immagini ottenute con la metodica dell'angio-RM

magine in scala di grigi sul display e archivia i dati numerici nella memoria centrale del computer; può infine elaborare i dati immagazzinati nella memoria centrale (*post-processing*).

Le moderne apparecchiature RM forniscono immagini di elevata risoluzione spaziale e di contrasto (in taluni casi submillimetriche) che possono essere elaborate per generare ricostruzioni volumetriche nella fase del post-processing (Fig. 8)

## Lettura consigliata

Neri E, Caramella D, Bartolozzi C (2008) Image processing in radiology. Current applications. Springer Berlin Heidelberg New York

## Tecniche di elaborazione delle immagini

# 3

S. Giusti, F. Paolicchi, E. Neri, P. Marcheschi

## Introduzione

Tutte le immagini acquisite con tomografia computerizzata (TC) e risonanza magnetica (RM) che devono essere elaborate vengono inviate a una
stazione di lavoro dedicata che permette di ricostruire immagini bidimensionali (2D) e tridimensionali (3D). Nelle 2D, l'immagine ripete le caratteristiche di rappresentazione della visione assiale, utilizzando come piani
aggiuntivi il coronale, il sagittale, l'obliquo e il curvilineo. Le ricostruzioni 3D necessitano di software che consentano di esaltare determinate
caratteristiche, quali i contorni degli oggetti (*shaded surface-display*,
SSD), la morfologia in trasparenza dei vasi e degli organi (*volume rende-*
*ring*) e la prospettiva endoscopica (endoscopia virtuale).

## Filtraggio e ristrutturazione

La prima fase di trattamento delle immagini consiste, come generalmente avviene in caso di post-processing di immagini digitali, nell'eliminazione, per quanto possibile, del rumore introdotto dalle apparecchiature
di acquisizione. Il numero dei filtri disponibili è veramente molto elevato. Tra i più diffusi si ricordano quelli per eliminare determinate frequenze d'intensità (passa-basso o smoothing, smussare le irregolarità):
questo tipo di filtro viene usato per sfumare l'immagine o parte di essa,
o per rimuovere il rumore.

Il nome passa-basso viene usato in quanto vengono eliminate le componenti dell'immagine con frequenza spaziale alta, corrispondenti a contorni ben definiti e a rumore. Ci aspettiamo come risultato di tale operazione un'immagine livellata e priva di contorni ben definiti. Il filtro passa-
basso viene usato quando si vogliono eliminare particolari irrilevanti
oppure quando si vuole sfumare un contorno presente sull'immagine.

E. Neri, P. Marcheschi, D. Caramella. *Produrre ed elaborare immagini diagnostiche.*
ISBN 978-88-470-1063-5. © Springer 2008

Altri filtri spaziali molto utilizzati sono quelli di sharpening, i quali aumentando le differenze tra pixel vicini vengono utilizzati per variare il contrasto dell'immagine in modo da arricchire i dettagli fini o per evidenziare il contorno degli oggetti. Tali filtri possono provocare un aumento del rumore dell'immagine, per cui la loro azione deve essere spesso compensata con quella di un filtro per la riduzione del rumore. Evidenziare le differenze tra pixel significa esaltare il contenuto delle componenti ad alta frequenza spaziale presenti nell'immagine, per cui questi vengono detti filtri passa-alto.

## Interpolazione

L'interpolazione si può intendere come l'operazione di ricampionamento di un'immagine su una diversa griglia di riferimento. Spesso le immagini che originano dalle moderne procedure non sono uniformemente campionate, cioè presentano differenze tra i singoli assi, generando voxel non cubici. Ciò si verifica in particolar modo nella ricostruzione da sequenze di immagini 2D nella direzione ortogonale al piano delle immagini, nella quale il passo di campionamento è spesso superiore a quello delle immagini stesse e talvolta non uniforme. Gli algoritmi d'interpolazione più diffusi sono di tipo *lineare, sinc,* e *spline.*

## Classificazione e segmentazione

Per classificazione si intende la suddivisione dell'immagine in regioni tra di loro omogenee, secondo parametri che sono stabiliti da chi la esegue. Si immagini di avere una sezione bidimensionale di un encefalo; all'interno dell'immagine si può riconoscere, in una situazione non patologica, una serie di tessuti che variano dalla cute, al tessuto osseo, al tessuto adiposo, alla sostanza bianca e grigia fino a tessuti più difficilmente  classificabili, come i vasi sanguigni e il connettivo, perché presenti in agglomerati di dimensioni molto piccole.

Il procedimento di segmentazione è la prima fase della classificazione e consiste nel suddividere l'immagine in una serie di regioni primitive tra loro topograficamente connesse, la fase successiva consiste nel catalogare ogni singola regione e accorpare tra di loro quelle che corrispondono allo stesso tessuto. Il procedimento di segmentazione è molto importante per almeno due motivi: in primo luogo, permette di individuare regioni omogenee, consentendo di effettuare con estrema facilità misurazioni morfometriche altrimenti estremamente complesse; si pensi, ad esempio, alla possibilità di calcolare, con ragionevole precisione, il volume di una massa tumorale a partire da dati tridimensionali e a quanto ciò possa essere di ausilio alla pianificazione della terapia radiante o di un intervento chirurgico. In secondo luogo, la segmentazione consente di classificare i dati a disposizione in maniera tale che siano più facilmente utilizzabili in seguito.

Si possono comunemente suddividere le tecniche di segmentazione in diverse categorie:
1) tecniche di estrazione di regioni (ossa, parti molli, ecc.), o *region-based*:
   - *region growing*
2) tecniche di estrazione di contorni, o *edge-based*, cioè basate sull'estrazione di contorni all'interno delle immagini:
   - *marching cubes*
   - modelli deformabili
   - *snakes*
   - *balloon*
3) tecniche di estrazione di pixel, o *pixel-based*, che utilizzano i valori di luminosità dei singoli pixel;
4) tecniche basate su modelli, o *model-based*, nelle quali si parte dalla conoscenza a priori del modello dell'oggetto.

La tecnica di accrescimento regionale, o *region growing*, prende in considerazione le caratteristiche dell'immagine per raggruppare i voxel e formare regioni secondo un criterio di omogeneità. Partendo da alcune regioni iniziali con pixel aventi luminosità uguale (*cluster*, fase di suddivisione), queste vengono fuse (fase di fusione) per costituire regioni più estese, fino a quando il procedimento sia possibile. Questo tipo di tecnica parte dal livello del pixel e si estende a un'intera immagine. In genere, tale tecnica viene innescata da un operatore che definisce un *seed*, ossia un seme all'interno di una regione dell'immagine e i pixel vicini vengono arruolati all'interno della sotto-regione se sono sufficientemente simili. È molto utilizzata nella segmentazione del colon nella colonscopia virtuale.

L'algoritmo *marching cubes* è una tecnica per la costruzione di iso-superfici 3D. L'algoritmo prevede due passi: si identifica la superficie corrispondente a un determinato valore e si creano i triangoli; per assicurare la qualità dell'immagine si calcolano le normali alla superficie nei vertici di ogni triangolo (Fig. 1). Dapprima si localizza la superficie in un cubo logico di otto voxel, presi a gruppi di quattro da due immagini adiacenti, poi si determina come la superficie interseca il cubo e si passa al successivo. Dato che ci sono otto vertici per ogni cubo e due stati (interno ed esterno), esistono 256 possibilità che vengono codificate in un'apposita tavola. In realtà i casi base sono 14 e i restanti costituiscono permutazioni ottenibili per simmetria e rotazione. Si arriva così a una triangolazione all'interno di ciascun cubo e si applica un'interpolazione lineare per trovare le intersezioni della superficie sugli spigoli.

Le tecniche *snakes* servono per modellare e segmentare oggetti in immagini 2D. Appartengono a una classe di modelli deformabili in cui si cerca di minimizzare una funzione energia associata. Il successo della segmentazione attraverso le *snakes* è limitato dalla sensibilità dell'algoritmo nei confronti del rumore e delle condizioni iniziali: ciò è dovuto principalmente alle ottimizzazioni locali che spesso impediscono di trovare il minimo globale dell'energia, e all'approssimazione poligonale discreta per i contorni.

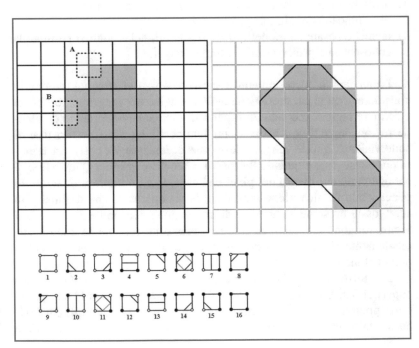

**Fig. 1.** Esemplificazione bidimensionale dell'algoritmo marching-cube

Il *balloon* consiste in una geometria, ad esempio l'approssimazione poligonale di una sfera, da deformare fino a farla coincidere con la superficie di un oggetto. Il comportamento desiderato del modello è determinato dal costo locale di una funzione associata a ciascun vertice e determinata dalla somma di tre termini: un potenziale di deformazione che espande i vertici verso la superficie dell'oggetto, un termine immagine che identifica proprietà come i contorni e si oppone all'espansione, e un termine che mantiene la topologia del modello costringendo ogni vertice a rimanere al centro dei suoi vicini.

La sogliatura (o *thresholding*) è un'operazione di selezione in base ai valori del pixel (per la TC i valori di densità UH e per la RM quelli di intensità di segnale). Questo tipo di operazione è alla base di numerose tecniche di elaborazione fra cui anche quelle tridimensionali. La luminosità è una caratteristica che aiuta a segmentare e quindi evidenziare un oggetto a partire dall'immagine completa. Se, ad esempio, un oggetto è bianco e lo sfondo è nero, è semplicissimo estrarre l'oggetto per segmentazione applicando un semplice filtro di soglia. Purtroppo, la realtà è ben diversa e, specie nelle immagini radiologiche, l'oggetto da evidenziare e il fondo dell'immagine assumono luminosità variabili e di poco differenti; inoltre, il fondo dell'immagine può essere non uniforme. È necessario in questi casi ricorrere a elaborazioni più sofisticate, che permettono di vedere se un dato pixel appartiene oppure no all'oggetto di interesse. Questo tipo di operazioni quindi è chiamato segmentazione e produce un'immagine binaria, ossia, se un pixel ha valore 1, appartiene all'oggetto, altrimenti il pixel assume valore 0.

Per applicare la tecnica basata su un modello è necessario conoscere alcune proprietà dell'immagine o dell'oggetto che andiamo a segmentare. Ad esempio, se vogliamo segmentare il contorno di un ventricolo cardiaco, possiamo farlo sapendo che il ventricolo è una cavità con una rigidità e un'elasticità specifiche. Prendendo sempre ad esempio un ventricolo, possiamo pensare di gonfiare virtualmente un palloncino all'interno della cavità fino a che non sarà aderente alla superficie interna. Esso sarà guidato da forze interne proprie del palloncino (forza elastica, e pressione interna) e da forze esterne al palloncino (resistenza delle pareti del ventricolo). Variando questi parametri si possono ottenere differenti conformazioni del palloncino che portano a diversi risultati per l'oggetto segmentato (volume del ventricolo). Questo metodo di segmentazione è molto utile nel caso in cui, ad esempio, parti dell'immagine siano mancanti per la presenza di rumore, artefatti o regioni patologiche.

Tutti i metodi descritti si possono suddividere a loro volta in metodi semi-automatici (talvolta completamente manuali) e automatici; quelli più utilizzati sono i semi-automatici, che consentono di individuare contorni, valori di soglia o di assegnare valori ai singoli pixel interattivamente. Essi sono preferiti perché molto sicuri (è difficile per un programma fare errori se si richiede di colorare un pixel selezionato) e semplici da comprendere e utilizzare. I metodi automatici sono ancora estremamente fragili, i risultati ottenuti sono difficilmente utilizzati per il lavoro di routine ma si sta arrivando a ottenere dei risultati soddisfacenti utilizzando dei criteri di segmentazione sia deterministici che statistici, che di solito si basano su modelli precostruiti per il riconoscimento di regioni di interesse.

## Ricostruzione delle superfici da contorni: triangolarizzazione

I metodi di ricostruzione delle superfici, partendo dai contorni, richiedono la connessione degli stessi tra le varie sezioni per formare la superficie tridimensionale. I contorni vengono definiti su una serie di immagini che rappresentano delle sezioni parallele dell'oggetto da esaminare. La connessione dei contorni viene fatta costruendo una struttura reticolare; la più utilizzata di queste tecniche è la cosiddetta "triangolarizzazione", in cui la struttura base è proprio costituita da triangoli i cui vertici sono punti dei contorni. I contorni definiti su due immagini adiacenti vengono divisi in un numero uguale di punti, dopodiché i punti corrispondenti sui due contorni vengono uniti tra loro per formare una griglia triangolare.

La Figura 2 illustra il metodo della triangolarizzazione: su due contorni viene definito lo stesso numero di punti (8 nella figura). I punti ricavati vengono uniti in modo alternato, come indicato dalle linee tratteggiate. Si ottengono così 16 triangoli, uno dei quali è evidenziato in grigio.

## Metodi di rimozione delle superfici nascoste

Una volta ottenuta la definizione di una superficie che descriva l'oggetto di interesse con uno dei metodi visti in precedenza, la fase successiva è rappresentata dalla rimozione delle superfici nascoste, che sono

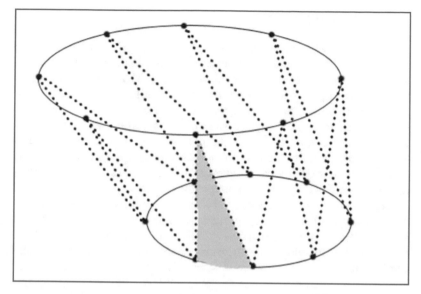

Fig. 2. Metodo di triangolarizzazione. Su due contorni viene definito lo stesso numero di punti (8 nella figura). I punti ricavati vengono uniti in modo alternato, come indicato dalle linee tratteggiate. Si ottengono così 16 triangoli, uno dei quali è evidenziato in grigio

cioè coperte dalla parte frontale dell'oggetto quando questo viene proiettato sullo schermo bidimensionale. Pensiamo di osservare la superficie da un certo punto di vista. Vedremo in primo piano alcuni dei triangoli che descrivono la superficie, mentre altri triangoli saranno nascosti da quelli in primo piano. Dovremo quindi avere un algoritmo che identifica automaticamente i triangoli che devono essere visualizzati, perché visibili dal punto di vista che abbiamo scelto, e quelli che invece non devono essere visualizzati, perché nascosti dai primi.

Esistono numerosi algoritmi per la rimozione delle superfici nascoste, tra i quali possiamo ricordare il *depth sort*, che richiede il *sorting* (cioè l'ordinamento) degli elementi della superficie in base alla loro distanza dall'osservatore, dopo di che essi vengono visualizzati in ordine decrescente di distanza. Poiché gli elementi più vicini all'osservatore vengono visualizzati per ultimi, essi sovrascrivono quelli più lontani. L'immagine risultante mostra quindi solo quegli elementi che sono visibili dal punto di osservazione. L'algoritmo *depth sort* non è particolarmente efficiente, in quanto visualizza tutti i triangoli anche quando non vengono utilizzati per costruire l'immagine finale. Sono quindi stati sviluppati algoritmi più complessi che ottimizzano la procedura di rimozione delle superfici nascoste.

## Metodi di ombreggiatura

Un altro aspetto fondamentale nella ricostruzione 3D tramite algoritmi a superfici è l'introduzione dell'ombreggiatura quale effetto per veicolare l'informazione tridimensionale. Si tratta di un processo fondamentale, in quanto gran parte delle informazioni sulla forma di un oggetto nello spazio sono fornite proprio dalla diversa illuminazione delle superfici che formano l'oggetto stesso. Senza entrare nel dettaglio dei vari algoritmi di ombreggiatura che possono essere utilizzati, l'idea di base è quella di definire una o più sorgenti luminose e simulare l'effetto dell'illuminazione da tali sorgenti sulle superfici ricostruite per creare l'illusione della rappresentazione tridimensionale.

Nel mondo reale, la luce che colpisce gli oggetti viene riflessa o diffusa dagli oggetti stessi e va quindi a illuminare altri oggetti che a loro volta la riflettono e la diffondono. Inoltre, la presenza dell'aria causa fenomeni di diffusione della luce che concorrono alla creazione delle condizioni di illuminazione della scena. Nel mondo reale, quindi, nel momento in cui è presente una sorgente luminosa tutti gli oggetti risulteranno in qualche modo illuminati. Nella simulazione dei processi di illuminazione fatta al calcolatore sarebbe impossibile tener conto di tutti i processi che avvengono in natura. Di solito i processi di riflessione multipla non vengono considerati come non vengono considerati i processi di diffusione causati dall'atmosfera.

Di solito avremo una sorgente di illuminazione diffusa, cioè uniforme nello spazio, che consente di illuminare e quindi di rendere visibili tutte le superfici presenti. Avremo poi una o più sorgenti di illuminazione direzionali (*spot*) che migliorano l'illusione di tridimensionalità.

La Figura 3 mostra l'importanza di una corretta illuminazione della superficie per una buona visualizzazione tridimensionale. Un cubo appoggiato su di un piano viene illuminato da una sorgente di luce diffusa (A) a cui viene aggiunta una sorgente direzionale (B). Si osserva come nel caso A la forma del cubo sia a mala pena intuibile, mentre risulta molto meglio definita in B. Infatti, l'ombreggiatura da illuminazione diffusa, la quale fornisce un'illuminazione costante per tutte le superfici di un oggetto, è poco realistica e non offre alcuna possibilità di differenziare le varie superfici. Per riuscire a realizzare un modello di ombreggiatura più realistico si deve perciò passare a considerare sorgenti direzionali e puntiformi.

La differenza sostanziale tra il caso (A) e il caso (B) è che nel caso (B) si è tenuto conto dell'inclinazione della superficie dell'oggetto rispetto alla luce emessa dalla sorgente direzionale. In altri termini, ogni

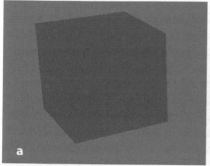 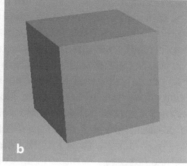

Fig. 3. Tecniche di ombreggiatura, o *shading*. Illuminazione mediante luce diffusa (**a**) e sorgente direzionale (spot) (**b**)

faccia del cubo ha un'inclinazione diversa rispetto alla sorgente direzionale, verrà illuminata in modo diverso e quindi apparirà diversa dalle altre facce. L'informazione riguardo all'inclinazione della superficie dell'oggetto in un punto rispetto alla sorgente è ricavata dalla normale dei vari triangoli che costituiscono la superficie, come si è accennato nella descrizione dell'algoritmo *marching-cube*. Per ogni triangolo, quindi, viene calcolato l'angolo tra la direzione della luce emessa dalla sorgente e la normale del triangolo stesso e, in base a questo dato, il triangolo viene colorato in modo opportuno.

Infine, modelli di ombreggiatura più sofisticati distinguono tra riflessione diffusa, dovuta al fatto che una superficie opaca diffonde la luce ugualmente in tutte le direzioni, e riflessione speculare, dovuta al fatto che una superficie lucida provoca la creazione di *highlight*, cioè zone di intensa luminosità che si muovono con la direzione di vista.


## Ray tracing

Nel mondo reale, i raggi luminosi che partono da una sorgente intercettano gli oggetti, che li diffondono e li riflettono secondo le loro caratteristiche. In dipendenza dalla natura e posizione delle sorgenti luminose e dalla natura e posizione degli oggetti, alcuni raggi riflessi colpiscono l'occhio dell'osservatore, che ne ricava l'immagine tridimensionale. Nelle simulazioni al computer, riprodurre questo processo non avrebbe senso, infatti simuleremmo il comportamento di un numero elevatissimo di raggi luminosi dei quali solo una piccolissima parte sarebbe utile al nostro scopo, che è quello di riprodurre l'immagine tridimensionale come sarebbe vista da un osservatore in una certa posizione. Gli algoritmi di *ray tracing* implementano il processo in modo inverso: utilizzano l'occhio dell'osservatore, o meglio la cosiddetta camera virtuale che riprende la scena, come sorgente di raggi e verificano il modo in cui questi raggi intercettano le superfici degli oggetti che ci interessa visualizzare. In questo modo realizzano la rimozione delle superfici nascoste. Per quanto riguarda l'illuminazione, questa viene simulata tenendo conto della posizione relativa del raggio incidente proveniente dalla camera virtuale, della normale della superficie interessata e della direzione delle sorgenti luminose direzionali rispetto alla superficie. Si tratta evidentemente di algoritmi complessi una cui trattazione dettagliata esula dagli scopi di questo capitolo.

## Ricostruzione tridimensionale

Una volta filtrati e classificati i dati, si procede alla loro ricostruzione e visualizzazione in tre dimensioni. Le tecniche di visualizzazione volumetrica si possono classificare come segue:
- estrazione di isosuperfici, utilizza poligoni o superfici curve come rappresentazione intermedia della superficie di interesse;
- classificazione binaria dei voxel, si basa sulla suddivisione del volume in cubi opachi o trasparenti, oppure di poligoni che definiscono le facce dei cubi;
- *direct volume rendering*, modella l'apparenza utilizzando le leggi dell'ottica per simulare l'andamento dei raggi di luce all'interno del volume.

### Estrazione di isosuperfici

Questo insieme di tecniche è caratterizzato dall'applicazione di metodi per l'estrazione di una superficie tridimensionale dall'insieme di dati, e per la trasformazione di tale superficie in primitive geometriche da restituire, poi, graficamente.

La prima di queste tecniche ad essere stata applicata è stata la ricostruzione di isosuperfici a partire da isolinee in un insieme di piani paralleli. Si tratta poi di costruire delle griglie di poligoni che congiungano isolinee di piani presi a due a due in maniera tale da formare una superficie connessa.

Un'evoluzione importante si è avuta con l'introduzione della tecnica nota come *marching cubes* che consiste nel traversare il dataset non come insieme di fette ma come insieme di cubi elementari, per poi individuare, all'interno di ciascun cubo, la porzione dell'isosuperficie desiderata che lo attraversa (se esiste).

Questa tecnica risolve molte delle ambiguità insite nel metodo precedente ed è quella oggi più diffusamente impiegata nella ricostruzione di isosupefici. Il vantaggio principale di questo tipo di tecniche è rappresentato dalla possibilità che danno di sfruttare a pieno le risorse hardware delle workstation grafiche, che sono progettate per visualizzare in maniera estremamente efficiente delle primitive geometriche quali punti, linee, poligoni, ecc. Ovviamente esse risentono delle limitazioni insite nella necessità di dover interpolare dati da un grigliato discreto, risultando talvolta inefficienti in presenza di insiemi di dati contenenti un alto livello di rumore numerico o con campionamento non adeguato.

## Classificazione binaria dei voxel

Queste tecniche (note anche con il nome di *cuberille*) consistono nella classificazione del dataset in maniera binaria, ovvero nella suddivisione dei voxel in quelli che contengono una porzione della materia che interessa e quelli che non la contengono. La tecnica cuberille vera e propria genera un insieme di cubi (delle dimensioni del voxel) opachi per ognuno dei voxel classificato pieno. Tali cubetti vengono poi resi dal più distante al più vicino all'osservatore in maniera da eliminare automaticamente le superfici nascoste.

Un'evoluzione della tecnica, che permette un notevole aumento della velocità di esecuzione, parte dal principio inverso di lanciare un raggio per ogni pixel e fermarsi non appena si trova un cubo opaco. In questo caso si può anche ottenere un miglioramento della qualità della scena finale analizzando in ogni voxel il gradiente del campo. Pur essendo relativamente facili da implementare, queste tecniche risentono, come nel caso di estrazione di isosuperfici, della difficoltà di campionare esattamente in maniera binaria il dataset volumetrico.

## Direct volume rendering

Con il termine *direct volume rendering* si individua una famiglia di metodi per visualizzare in modo diretto campi scalari tridimensionali (data set). Dal punto di vista generale, queste tecniche generano le immagini finali associando a ciascun voxel un colore e un'opacità parziale e successivamente miscelando (*blending*) assieme i vari contributi, di colore e opacità appunto, resi dai voxel proiettati sullo stesso pixel del piano immagine. Queste proiezioni possono essere eseguite sia in image-order (*raycasting*) che in object-order (*splatting*).

Un modello di tecnica direct volume rendering è quello di stimare la frazione di occupazione in un voxel per ciascun materiale che dovrebbe essere presente all'interno del voxel stesso. Da queste informazioni è possibile calcolare un colore e un'opacità parziale per ciascun voxel, trasformando geometricamente ciascuna sezione di valori dallo spazio oggetto allo spazio immagine proiettandolo sul piano immagine e miscelando assieme con le porzioni formate dalle precedenti sezioni. Altre interessanti tecniche sono state proposte in seguito; il dato comune che le caratterizza è che tutte eseguono l'operazione di *blending*.

Il semi-transparent volume rendering offre il vantaggio, rispetto alle tecniche surface-based e binary voxel, di non indurre una classificazione binaria sui dati; questo permette di visualizzare caratteristiche piccole o non molto definite.

## Visualizzazione

È la rappresentazione sullo schermo del computer dell'immagine tridimensionale, attraverso le note modalità di computer graphics, con le possibilità di effettuare ingrandimenti e rimpiccciolimenti (zoom), traslazioni e rotazioni. Lo scopo è rendere l'immagine in modo tale che possa essere percepita nella sua tridimensionalità.

In genere si ricorre ai seguenti metodi di visualizzazione:
- maximum intensity projection (MIP);
- surface rendering;
- volume rendering;
- endoscopia virtuale.

### Maximum intensity projection

L'algoritmo MIP consente di visualizzare l'informazione proveniente da più sezioni analizzando le intensità dei voxel corrispondenti sui singoli strati e proiettando su un piano di riferimento il valore massimo incontrato. Tutte le intensità dei voxel inferiori a quella massima sono escluse dalla rappresentazione. Tale metodo viene anche indicato con il termine di *ray tracing*, poiché il computer simula l'invio di raggi paralleli lungo linee di proiezione attraverso gli strati sovrapposti: l'immagine risultante può essere ruotata in ogni direzione dall'operatore per apprezzare meglio l'informazione volumetrica compressa sul piano di riferimento. L'analisi delle singole sezioni permette la corretta identificazione della patologia (Fig. 4)

## Surface rendering

È una tecnica di visualizzazione per superfici. L'illusione di tridimensionalità viene creata evidenziando il limite tridimensionale della struttura (*contouring*) e inserendo alcune sorgenti luminose fittizie. Quest'ultima metodica, denominata *shading*, ombreggiatura, origina dalla considerazione secondo la quale nei meccanismi naturali della visione un oggetto, per essere visibile, deve essere adeguatamente illuminato; vi saranno parti dell'oggetto che risulteranno nascoste, perché non riflettenti, e parti meno evidenti, perché poco riflettenti.

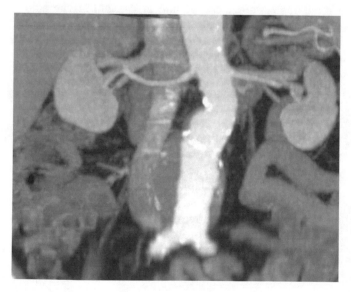

**Fig. 4.** Ricostruzione maximum intensity projection (MIP) dell'aorta addominale (studio angio-TC con mezzo di contrasto iodato per endovena). Si tratta di un'immagine proiettiva in cui è possibile distinguere strutture differenti anche ad alte densità. Tipicamente, nell'aorta addominale (il cui lume viene opacizzato dal mezzo di contrasto) si riconoscono agevolmente le calcificazioni parietali nel caso di ateromasia

I gruppi di fattori che determinano l'intensità di illuminazione sono:
- le condizioni di illuminazione e le coordinate del punto di vista;
- le proprietà ottiche dell'oggetto (il colore, la trasparenza od opacità, le sue caratteristiche di superficie liscia, rugosa ecc.).

Se l'oggetto è opaco, basta considerarne le proprietà di superficie; se invece non lo è, bisognerà considerarne complessivamente le caratteristiche ottiche, fatto quest'ultimo che nella visione naturale si reperisce molto più raramente. Bisogna, d'altra parte, considerare che una struttura anatomica può essere, e spesso è, disomogenea dal punto di vista delle proprietà ottiche. Per i nostri scopi si tratterà di definire un modello ottico adeguato della superficie dell'oggetto. Ciascuno dei parametri qui di seguito citati deve essere preso in considerazione per ottenere un'immagine corretta:
- distanza;
- riflessione diffusa;
- riflessione speculare;
- colore della luce riflessa;
- trasparenza;
- visione nello spazio.

Da questa premessa di base nascono le tecniche di *scene-space shading*, in cui la superficie rappresenta l'insieme dei punti nei quali il gradiente di cambio di densità è massimo; di *object-space shading,* dato da una valutazione e interpolazione geometrica sulla superficie stessa; e di *view-space shading*, che prende in considerazione solo le parti della superficie proiettate nello spazio di proiezione. La Figura 5 mostra un esempio di *surface rendering*. Si noti come grazie all'ombreggiatura si avverte la sensazione di tridimensionalità.

## Volume rendering

È una tecnica di visualizzazione di volumi dove la rappresentazione tridimensionale avviene attribuendo a ciascun voxel proprietà di opacità e di colore dipendenti dai tessuti, tenendo conto delle proprietà ottiche dell'intero oggetto (fondamentalmente transmittanza e riflettanza alle interfacce tra tessuti diversi). Questo presuppone, a monte (in genere all'atto della segmentazione), un lavoro per assegnare a ogni voxel un valore di opacità e di colore. Qualora in uno stesso voxel siano rappresentati più tessuti, si procederà a un calcolo integrale (Fig. 6).

Un'altra modalità di segmentazione nel *volume rendering* è data

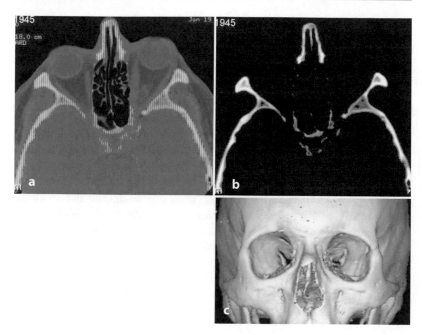

Fig. 5. Tecnica di surface rendering del massiccio facciale. Partendo dall'immagine assiale viene selezionato un intervallo di densità che comprende le strutture ossee (a) e il processo di segmentazione esclude tutte le strutture al di fuori dell'intervallo definito (b). Successivamente, l'algorïtmo di surface rendering genera il modello tridimensionale dove le tecniche di ombreggiatura forniscono una miglior percezione della profondità spaziale (c)

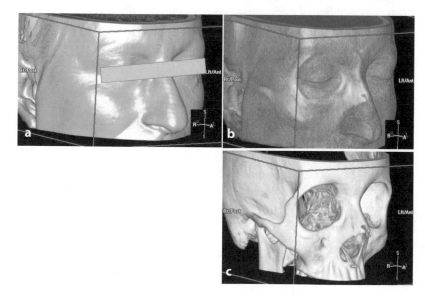

Fig. 6. Tecnica di volume rendering. Variando l'opacità e l'intervallo di densità utilizzati per la ricostruzione, si possono rappresentare vari strati corporei, dalla superficie cutanea (a), ai piani muscolare (b) e osseo (c)

dalla rappresentazione di sole superfici di interfaccia tra tessuti diversi anziché di interi blocchi. Il rendering in questo caso si prefigge di determinare il colore da assegnare a ogni pixel nelle singole proiezioni attraverso la determinazione dell'insieme di voxel che contribuiscono alla formazione del pixel stesso, come avviene nei processi di *voxel projection e ray casting*. Nel primo caso, per ogni data proiezione si può determinare l'ordine delle sezioni, delle singole file di voxel di ciascuna di esse e infine di ogni singolo voxel nell'ambito di ciascuna fila. Nel caso di ray casting, invece, i voxel che influenzano le proprietà di ciascun pixel vengono identificati mandando un raggio di luce fittizia dal pixel alla scena; i voxel coinvolti nelle determinazioni del pixel in questione saranno quelli intercettati dal raggio. Per la rappresentazione di volumi binari si possono usare tecniche di memorizzazione per riga e per sezione dei voxel caricati (ad es., tecniche di *rectangular array*); si può altresì dividere lo spazio in regioni secondo una rappresentazione gerarchica (*octrees*). Così, se una regione contiene voxel a densità nulla, la suddivisione si ferma; in caso contrario, essa prosegue fino ad altre otto sottoregioni e così via finché possibile. Questa tecnica ben si adatta, per ogni rotazione della scena, a ordinare i voxel dal più lontano al più vicino.

Il *grey volume rendering* prevede che tutti i voxel abbiano lo stesso colore, ma le loro opacità sono determinate basandosi sulle variazioni di intensità simulando una proiezione radiografica. Si può altresì attribuire una scala di colori fittizi differenziali a ciascun pixel secondo la luce riflessa (una variante del *ray casting*).

## Surface versus volume rendering

Nessuna delle due metodiche prese in esame è aliena dal creare falsi positivi o negativi, ma questi dipendono dalla sequenza delle metodiche e delle loro applicazioni.

Il surface rendering non è la sola tecnica che trascuri alcuni dettagli del cranio e della superficie encefalica; piuttosto bisogna ammettere che la geometria definisce una superficie che non può contenere strutture fini o comunque troppo dettagliate, qualunque sia la definizione delle tecniche di acquisizione in esame.

Il volume rendering ha il vantaggio di garantire un rapido colpo d'occhio dei contenuti, specialmente nel caso in cui le strutture di interesse siano diffuse (ad es., tumori infiltranti), mentre la forza del surface rendering consiste proprio nella proprietà di garantire operazioni interattive, grazie alla possibilità di orientare diversamente le superfici in esame.

## Endoscopia virtuale

Questa avanzata tecnica di post-processing consente di elaborare le immagini acquisite con varie sequenze sulla base di una primaria segmentazione del dataset che può essere ricostruito con tecnica di superficie o di volume. Una volta definito l'organo cavo di interesse, questo viene visualizzato "dall'interno" mediante la simulazione di una prospettiva endoscopica. Per tale ricostruzione l'operatore può selezionare campi di vista diversi a seconda che si voglia focalizzare l'attenzione su specifici dettagli anatomici oppure ottenere una visione panoramica del lume studiato (Fig. 7).

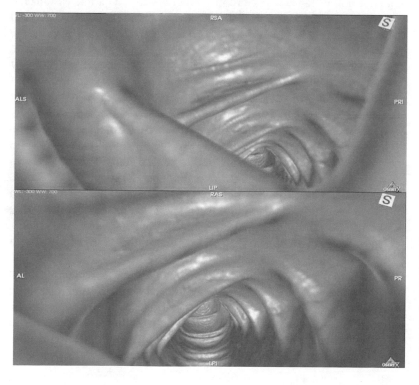

**Fig. 7.** Endoscopia virtuale del colon (colonscopia virtuale). Rappresentazione mediante prospettiva endoluminale della superficie del colon. Una volta ricostruito il lume colico, è possibile navigare al suo interno simulando la progressione di un endoscopio reale (come nella colonscopia ottica)

## Tecniche di visualizzazione tridimensionale

Per quanto elaborato sia un algoritmo di ricostruzione volumetrica, l'immagine risultante che viene visualizzata su di uno schermo non può per sua natura veicolare un'informazione di tipo tridimensionale in modo completo. Alcune stazioni di elaborazione offrono allora la possibilità di visualizzare il volume ricostruito attraverso periferiche opportune, dette occhiali 3D, che incrementano l'illusione di tridimensionalità.

Il principio di base è quello di fornire ai due occhi dell'osservatore due immagini leggermente diverse, imitando quello che avviene quando viene osservato un oggetto reale. Nel meccanismo della visione, infatti, se un oggetto si trova in un certo intervallo di distanze dall'osservatore (area di Panum), ai due occhi arrivano due immagini da prospettive diverse. Il sistema occhio-cervello integra le due immagini fornendo l'informazione di tridimensionalità (stereoscopia). Il senso stereoscopico non dipende soltanto dalla visione binoculare; ne è la prova il fatto che anche soggetti monoculari e soggetti binoculari quando si fissano oggetti a una distanza superiore ai 30 metri, dato che a tale distanza si assume che i raggi luminosi siano pressoché paralleli, possono avere il senso della profondità. Tuttavia, la visione stereoscopica può essere molto utile nel veicolare un'informazione di tipo tridimensionale. Esistono sostanzialmente tre tipi di occhiali 3D, anche detti occhiali VR (occhiali per realtà virtuale):

- Occhiali con filtri ottici. Sono molto simili agli occhiali utilizzati nel cinema 3D, ora caduto in disuso. Si tratta semplicemente di occhiali in cui le due lenti sono sostituite da due filtri ottici (ad es., rosso e verde) che fanno passare solo la luce di un determinato colore. Sullo schermo vengono visualizzate due immagini, una in rosso e una in verde sovrapposte, ognuna delle quali viene vista con un solo occhio per merito dei filtri. Viene così creata l'illusione tridimensionale a livello cerebrale. Il vantaggio principale di questo tipo di occhiali è il costo ridottissimo.

- Occhiali a otturatori. Gli occhiali a otturatori montano, al posto delle lenti, dei filtri a cristalli liquidi che, se polarizzati correttamente, diventano completamente neri impedendo all'occhio di vedere attraverso essi. Le due immagini vengono mostrate in sequenza sullo schermo alternando quella destinata all'occhio destro con quella destinata all'occhio sinistro. In contemporanea viene inviato un segnale agli occhiali in modo da oscurare l'occhio non interessato dall'immagine presente sullo schermo. Gli occhiali a otturatori sono

più complessi di quelli a filtri ottici e richiedono la presenza sul computer di un'interfaccia atta a pilotarli. L'immagine 3D che si ottiene è però più realistica, in quanto si possono utilizzare immagini a colori naturali e non virate in rosso o verde.
- Occhiali LCD. Lo sviluppo degli schermi a cristalli liquidi ha permesso la costruzione di occhiali LCD, in cui le lenti sono sostituite da piccoli schermi a cristalli liquidi. Spesso negli occhiali LCD la visione è schermata ai lati in modo da impedire l'accesso della luce esterna. In questi dispositivi, a ognuno dei due schermi viene inviata una delle due immagini stereoscopiche. Si tratta di una soluzione ottimale con un costo che con lo sviluppo della tecnologia LCD è in continua diminuzione. Il problema fondamentale con questa soluzione è il fatto che il computer collegato agli occhiali deve essere in grado di fornire contemporaneamente due immagini diverse su schermi diversi, cosa che non è richiesta nei due approcci precedenti. Questa soluzione è quindi ancora poco usata.

Ricordiamo infine i cosiddetti schermi autostereoscopici, cioè dei particolari schermi in grado di inviare ai due occhi due immagini diverse senza l'uso di occhiali. Si tratta di una tecnologia innovativa che potrà avere in futuro un ruolo anche nella visualizzazione volumetrica di immagini biomediche.

## Ricostruzioni multiplanari (le più utilizzate)

Le ricostruzioni multiplanari (*multi planar reconstruction*, MPR) sono ricostruzioni bidimensionali che consentono di visualizzare sezioni di volume selezionabili a piacere sul piano coronale, sagittale, o obliquo. Si ottengono tracciando sull'immagine di riferimento del monitor la linea del nuovo piano di sezione da visualizzare; durante il processo di elaborazione, l'operatore può orientare a piacimento la linea di sezione e visualizzare in tempo reale la ricostruzione multiplanare corrispondente in un'altra finestra del monitor.

Al fine di facilitare l'attività radiologica quotidiana, attualmente tutti i più moderni sistemi diagnostici "monitor-based" sono dotati dell'opzione MPR, grazie alla quale siamo in grado di:

- realizzare in pochi secondi ricostruzioni bidimensionali sul piano desiderato, con la stessa risoluzione spaziale dell'immagine assiale nativa. Tale risultato ovviamente sarà ottenibile con le moderne apparecchiature in base allo spessore della sezione nativa e alla necessaria condizione di isotropicità dei voxel. Quando i voxel non sono isotropici la qualità della ricostruzione può essere comunque migliorata ricostruendo l'immagine con un'embricatura (overlapping) tra le immagini native di circa il 50% dello spessore delle sezioni; ad esempio, se lo spessore dell'immagine assiale è di 1,5 mm le immagini devono essere ricostruite ogni 0,75 mm.

- effettuare misurazioni di strutture poste su piani differenti da quello assiale;
- ricostruire piani coronali in pazienti non collaboranti dove non sarebbe possibile la scansione diretta;
- ottenere MPR a partire da altre MPR.

Una variante della tecnica MPR, ideale per ottenere sezioni di strutture tortuose o curvilinee come ad esempio l'osso mascellare, è rappresentata dalla ricostruzione planare curva (*curved planar reconstruction*, CPR).

## Lettura consigliata

Neri E, Caramella D, Bartolozzi C (2008) Image processing in radiology. Current applications. Springer Berlin Heidelberg New York

# I sistemi PACS, HIS e RIS

# 4

F. Paolicchi, P. Marcheschi

Le immagini diagnostiche sono parte integrante dell'insieme dei dati utilizzabili in radiologia; esse vengono standardizzate in modo che il processo diagnostico possa essere seguito e documentato con una maggiore precisione per rispondere con prontezza a richieste di efficienza ed efficacia. La telematica, ormai presente in tutte le normali attività, offre soluzioni innovative convenienti anche nell'area della gestione delle immagini proprio perché le mette a disposizione tempestivamente nei luoghi in cui servono e nella forma più adeguata; questo permette una migliore integrazione di tutti i tipi di informazioni legate al singolo paziente in quanto fornisce, a chi ne deve far uso, la possibilità di disporre di quadri clinico-diagnostici puntuali, precisi e sintetici. Affinché tutto ciò avvenga, è fondamentale che i sistemi di gestione delle immagini siano aperti, rispettosi degli standard e capaci di integrare componenti e apparecchiature diagnostiche di vari produttori.

I vantaggi derivanti dall'uso di tecnologie telematiche sono diversi, quali mettere a disposizione in modo semplice e veloce le informazioni esistenti relative al paziente, facilitare lo scambio di conoscenza tra operatori sanitari (tenendo conto di aspetti non trascurabili quali la sicurezza e la riservatezza dei dati), diffondere e rendere facilmente accessibile la conoscenza medica.

L'insieme dei mezzi di comunicazione telematica in campo medico è costituito da quelle applicazioni che servono a semplificare, migliorare e velocizzare gli scambi di informazioni e di dati, all'interno e all'esterno delle strutture ospedaliere, tra i numerosi operatori sanitari, e sono finalizzate a incrementare l'efficienza e la produttività dei servizi offerti. Tramite le tecnologie telematiche, la comunicazione e la trasmissione di dati e immagini possono avvenire in modo ben strutturato. Tali sistemi offrono, inoltre, un valido supporto nell'ambito gestionale e organizzativo delle strutture sanitarie, in quanto consento

E. Neri, P. Marcheschi, D. Caramella. *Produrre ed elaborare immagini diagnostiche*. ISBN 978-88-470-1063-5. © Springer 2008

no la riduzione e la razionalizzazione di alcuni compiti amministrativi e permettono di comunicare anche con soggetti esterni all'area medica, quali le aziende fornitrici.

Di fondamentale importanza è il problema legato alla standardizzazione delle interfacce fisiche e logiche per consentire lo scambio di informazioni; la mancanza di compatibilità rende la trasmissione di informazioni tra due o più sistemi difficoltosa o, addirittura, impossibile. Parte degli standard applicabili alla telemedicina possono essere ricavati direttamente dal mondo delle telecomunicazioni (Fig. 1); altri, invece, devono essere definiti specificatamente per il settore medicale, come nel caso di protocolli relativi alla gestione di analisi di laboratorio o all'interfacciamento di dispositivi diagnostici e clinici.

In questo capitolo si presenta una descrizione generale dei concetti di *hospital information system* (HIS), *radiology information system* (RIS) e *picture archiving and communication system* (PACS); ammettendo l'esistenza di questi, si analizzeranno dapprima le relazioni tra un HIS e un RIS e successivamente quelle tra un PACS e un HIS o un RIS.

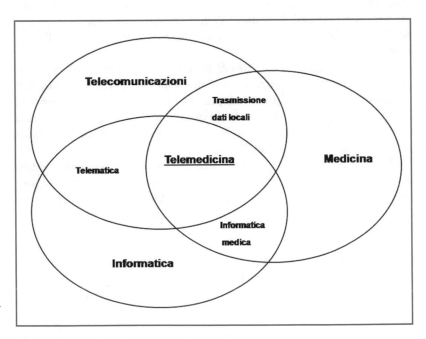

Fig. 1. Collocazione multidisciplinare della telemedicina

## Hospital information system

Il sistema amministrativo centrale HIS è responsabile prevalentemente della gestione complessiva del paziente (accettazione, prenotazione di esami, fatturazione). Il successo di un HIS risiede nell'uso di computer e strumenti di comunicazione per raccogliere, memorizzare, recuperare e comunicare informazioni riguardanti la salute dei pazienti e le attività amministrative dell'ospedale (Fig. 2).

Tra le caratteristiche fondamentali ricordiamo:
- memorizzazione dei dati in un database centrale;
- accesso ai dati, per utenti autorizzati, dalle stazioni di lavoro;
- presentazione dei dati secondo scelte effettuate dall'utente;
- coordinamento dei diversi compiti dal sistema stesso.

La realizzazione e l'introduzione di questo sistema comportano diversi problemi: dal punto di vista dell'hardware, essi sono legati a lunghi tempi di attesa e insufficiente capacità di memorizzazione; per il software sono legati a scarse interfacce utente, programmi rigidi (difficili da gestire e mantenere), limitazioni sul DBMS.

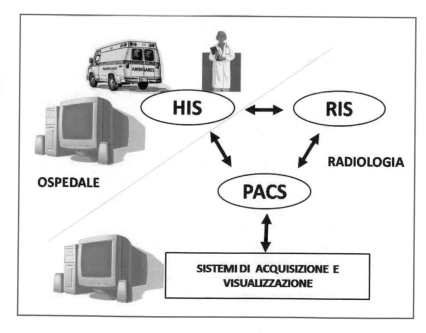

Fig. 2. Modello di sistema integrato

## Radiology information system

Con la comparsa dei computer negli ospedali si è evidenziata la validità del loro supporto per la gestione delle informazioni all'interno del reparto di radiologia. Un RIS può essere considerato come una restrizione dell'HIS al solo reparto di radiologia e ricopre le seguenti funzioni:
- registra i pazienti da sottoporre ad esami;
- pianifica gli appuntamenti per creare le liste di lavoro;
- migliora l'interazione personale;
- gestisce le risorse all'interno del reparto;
- registra e conserva i dati e gli esami dei pazienti, comprendendo anche informazioni di tipo anagrafico, il tracking del paziente e la gestione dei referti e della contabilità in genere.

L'arrivo del paziente nella radiologia generalmente è previsto dalla trasmissione attraverso la rete locale dei suoi dati anagrafici, che egli stesso andrà successivamente a verificare. Ogni referto viene trascritto all'interno del sistema e reso disponibile, insieme a eventuali precedenti, su rete locale, in modo che i medici interessati possano consultarli da una qualunque stazione di lavoro: è possibile consentire l'accesso a un RIS a personale autorizzato anche dal proprio PC a casa allo scopo di consultare, interrogare o aggiornare elettronicamente un qualunque referto. Infine, sono disponibili programmi d'ufficio quali posta elettronica, programmi di scrittura, di grafica, database e fogli elettronici.

## Relazioni tra RIS e HIS

A prima vista può sembrare che le funzioni di RIS e HIS siano largamente separate tra loro; in realtà non è così, come risulterà chiaro dalle seguenti considerazioni:
- I medici hanno bisogno di accedere a tutti i dati riguardanti i loro pazienti; perciò non è rilevante che questi siano conservati in sistemi diversi, purché sia possibile rendere disponibili tutti gli esami radiologici, per esempio, nel sistema HIS. Ciò si può realizzare con la memorizzazione dei risultati nel database HIS (insieme a tutti gli altri dati del paziente), oppure dando al database RIS l'accesso all'HIS.

- Il RIS avrà bisogno dei dati anagrafici del paziente che sono disponibili dentro l'HIS.
- I medici radiologi potrebbero essere interessati a ulteriori dati clinici riguardanti il paziente che verranno recuperati dal terminale HIS e trasferiti al loro.
- Il RIS ha anche il compito di accettare le richieste per esami radiologici inoltrate nei terminali HIS.
- Spesso i pazienti hanno appuntamenti per più di un esame perciò è molto importante che questi siano ben coordinati; in tal caso è evidente la necessità dell'integrazione.
- Per le ricerche cliniche su dati riguardanti diverse tipologie sarà possibile interrogare il database medico.
- All'interno di questi sistemi sarà possibile anche consultare dati riguardanti la produzione degli esami e l'associazione dei referti.

Per assicurare la compatibilità e un flusso di informazioni corretto è necessario installare sistemi dotati di interfacce aperte e standardizzate. Ad esempio, un sistema HIS dovrebbe includere tutte le interfacce necessarie per connettersi a un sistema RIS di un produttore diverso. Da qui emerge l'importanza degli standard in radiologia.

## Picture archiving and communication system

Negli ultimi decenni lo sviluppo delle tecniche diagnostiche ha contribuito a far crescere considerevolmente nella pratica clinica il ruolo delle immagini. L'introduzione della tecnologia digitale, in particolare, ne ha rivoluzionato i sistemi di produzione; le immagini digitali, infatti, contengono informazioni espresse in forma numerica, che possono essere manipolate da un calcolatore insieme con informazioni di altra natura (testi, numeri, segnali, suoni) con possibilità di gestione integrata. Possono, quindi essere sottoposte a processi di elaborazione, archiviazione e trasmissione in forma elettronica mediante reti di connessione.

In questo contesto si sono affermati i sistemi PACS, orientati alla gestione integrata dei vari tipi di immagini generate nei dipartimenti radiologici e, più in generale, nei diversi reparti di un ospedale. Il PACS consente di gestire le immagini tra i vari reparti di un ospedale collegati in rete; in tal modo diviene uno strumento essenziale nel processo di ricomposizione del quadro clinico del paziente finalizzato a selezionare le più appropriate scelte terapeutiche.

Nella sua configurazione più completa, il PACS include numerose funzionalità, quali:
- **Acquisizione** di immagini provenienti da differenti modalità diagnostiche digitali.
- **Digitalizzazione** dei dati analogici.
- **Visualizzazione** delle immagini tramite terminali di refertazione ad alta risoluzione che permettono la refertazione direttamente dalla stazione di lavoro, senza ricorrere alla produzione di pellicole, oppure tramite stazioni di consultazione, o terminali di teleradiologia.
- **Archiviazione** di immagini diagnostiche su memorie ottiche, con conseguente risparmio in termini di materiale (per un minor uso di pellicole), di spazio necessario per l'archivio e di tempo per il recupero delle immagini raccolte.
- **Trasmissione** delle immagini sia all'interno dell'ospedale che all'esterno.

La diffusione dei PACS è concentrata soprattutto nei dipartimenti di radiologia, per il trattamento delle immagini prodotte da dispositivi diagnostici, come i sistemi di radiografia computerizzata o diretta, di tomografia computerizzata (TC), di risonanza magnetica (RM) e di scanner ad ultrasuoni (US). Altre applicazioni sono possibili per quasi tutte le specialità che utilizzano sistemi diagnostici o terapeutici con produzione di immagini (ad es. endoscopia, dermatologia, oculistica, cardiologia, radioterapia).

Dal punto di vista amministrativo, il PACS è un sistema di gestione delle immagini, perciò la sua implementazione richiede una riorganizzazione di tutte le procedure all'interno del dipartimento di radiologia.

## Integrazione PACS-RIS/HIS

Nello scenario ospedaliero è divenuta necessaria l'integrazione tra i sistemi PACS, RIS e HIS per i seguenti motivi:
- Migliorare il percorso diagnostico rendendo accessibili sulla workstation di refertazione tutte le informazioni disponibili relative al paziente in esame (immagini, referti precedenti, ecc.).
- Migliorare la gestione delle immagini nel PACS utilizzando i dati presenti nel RIS.
- Migliorare la gestione del RIS utilizzando i dati dell'HIS, evitando errori di riconoscimento del paziente, aumentando l'integrità dei dati relativi a ciascun paziente disponibili sui 3 sistemi.

Ci sono diverse ragioni che hanno portato a questo tipo di integrazione. Innanzitutto l'utente, essendo un medico radiologo o un qualunque operatore all'interno dell'ospedale, non sarà costretto a scontrarsi con sistemi separati. Perciò riuscirà a ottenere migliori risultati utilizzando la tecnologia PACS in modo del tutto trasparente al sistema RIS/HIS.

Nel database del PACS esiste un'enorme quantità di dati da memorizzare; la tecnologia attuale rende disponibile un'organizzazione gerarchica. Così acquista importanza un algoritmo di precaricamento basato sulla probabilità che un'immagine sia richiesta. Questa probabilità è influenzata dai seguenti parametri legati al paziente: stato del paziente (accettato o in attesa di esserlo), lista degli appuntamenti dello stesso, diagnosi e altri dati medici, trattamenti specialistici.

# Il protocollo DICOM

# 5

F. Paolicchi, E. Neri, P. Marcheschi

## Lo standard DICOM

Nel campo dell'informatica è costante il diffondersi di standard per usi estremamente generali, come ad esempio il formato HTML per le pagine web, che permette di visualizzare informazioni da fonti eterogenee nella rete Internet. Numerose organizzazioni, a livello nazionale e internazionale, operano nel mondo degli standard, la più importante delle quali a livello mondiale è l'International Organisation for Standardisation (ISO), che definisce uno standard come: "un documento, ufficialmente approvato da un ente riconosciuto, utilizzato per stabilire i requisiti di un prodotto o di un'attività in modo tale che ne sia garantita la qualità e la capacità di interagire con altri sistemi".

Uno degli obiettivi principali della standardizzazione è quindi quello di garantire a sistemi distinti la possibilità di dialogare tra loro. In particolare, l'uso di una serie di standard sulle transazioni elettroniche tra applicazioni sanitarie è il punto di partenza per disporre di informazioni attendibili e tempestive e quindi per migliorare la qualità dell'assistenza, grazie a una migliore gestione di informazioni e conoscenze.

Lo standard di gestione integrata delle immagini digitali di sistemi diversi prende il nome di DICOM (Digital Imaging and COmmunication in Medicine). Esso fornisce un modello universalmente riconosciuto in cui sono definite le regole e le procedure per realizzare la comunicazione di immagini mediche e la trattazione delle informazioni associate. Lo standard è stato sviluppato per venire incontro all'esigenza di produttori e utilizzatori nella realizzazione di interconnessioni tra apparecchiature diagnostiche differenti, attraverso reti standardizzate.

E. Neri, P. Marcheschi, D. Caramella. *Produrre ed elaborare immagini diagnostiche.*
ISBN 978-88-470-1063-5. © Springer 2008

Al momento le parti dello standard, in continuo aggiornamento, sono le seguenti:
- *Part 1. Introduction and Overview*
Definisce i principi base su cui si fonda lo standard e molti termini usati successivamente.
- *Part 2. Conformance*
Fornisce la definizione di conformità verso DICOM. Invece di una lista di specifiche, DICOM offre un numero di blocchi costruttivi (per esempio le classi SOP (Service-object pair) e richiede ai costruttori di descrivere senza ambiguità come le loro apparecchiature sono conformi allo standard.
- *Part 3. Information Object Definitions* (IOD)
Formula la definizione degli oggetti di informazione (IODs).
- *Part 4. Service Class Specifications*
Contiene le specifiche delle classi di servizi (SOP Class). Queste sono basate su una serie di operazioni base operanti su IODs. Tali classi di servizio sono
- certificazione
- memorizzazione
- richiamo/consultazione
- contenuto dello studio
- gestione paziente
- gestione dell'esame
- gestione del referto
- gestione della documentazione.

La classe di servizio *memorizzazione* prevede il supporto base per il trasferimento di immagini in applicazioni DICOM. Per la consultazione di immagini DICOM la classe di servizio *richiamo/consultazione* prevede le operazioni base per l'accesso e il flusso delle immagini; tali operazioni sono basate su criteri di ricerca semplificati. La classe *contenuto dello studio* (per "studio" si intende l'insieme di immagini e informazioni associate a un unico referto) permette a una applicazione DICOM di notificare a un'altra la sua esistenza, i contenuti e la locazione della sorgente delle immagini in uno studio. Le classi di servizio *gestione del paziente, dell'esame, e del referto* sono state progettate per supportare la comunicazione tra sistemi PACS (picture archiving and communication system) che usano DICOM e sezioni radiologiche distaccate o un sistema informativo ospedaliero (HIS) o radiologico (RIS). La classe di servizio sulla *documentazione* è basata sui sistemi di stampa in rete. La gestione del paziente permette l'ammissione, lo scarico e il trasferimento di informazioni insieme a informazioni demografiche e cliniche. La

gestione dell'esame è la base per la creazione di schede, per l'archiviazione, per le prestazioni e profili di studi.
- *Part 5. Data Structures and Encoding*
  Contiene le specifiche della codifica dati e i relativi processi.
Quando un'applicazione DICOM genera una serie di dati, questa deve
essere decodificata in modo tale che possa essere inserita in un messaggio per la comunicazione. La principale funzione di questa parte è quindi la definizione del linguaggio che due apparecchi devono usare per
comunicare tra di loro. I meccanismi di comunicazione sono definiti dai
protocolli di scambio dati (parte 7), mentre il contenuto del soggetto e
ciò che di esso deve essere fatto sono definiti dagli oggetti di informazione e dalle classi di servizio (parti 3 e 4). Alcuni aspetti pratici come
la definizione del tipo di compressione da adottare per trattare le immagini (per esempio JPEG), la struttura dei dati, la sintassi di comunicazione, ecc., sono definite nella parte 8.
- *Part 6. Data Dictionary*
  Rappresenta l'elenco completo di tutti gli elementi dei dati, insieme
ai loro valori numerici o alfanumerici.
- *Part 7. Message Exchange*
  Definisce ciò che è necessario al software applicativo per interagire
con i protocolli di comunicazione DICOM. In DICOM un messaggio
tipico consiste in una stringa di comando (i campi necessari per supportare i servizi definiti nella parte 4), e una stringa di dati (gli oggetti di
informazione codificati in accordo alla parte 5).
- *Part 8. Network Communication Support for Message Exchange*
  Definisce il supporto di rete per il trasferimento dei messaggi in
ambiente DICOM. Attualmente, sono supportati i protocolli di comunicazione TCP/IP e ISO-OSI che rappresentano standard ormai molto diffusi e che consentono il trasferimento di immagini e dati in modo efficiente e coordinato a prescindere dal mezzo fisico di trasmissione.
- *Part 9.* Annullata
- *Part 10. Media Storage and File Format for Data Interchange*
  Descrive i formati dei file e i metodi per registrare le immagini in
forma di media rimovibili. Fornisce un insieme di definizioni indipen-
dente dai media e descrive la struttura di un file generico e di una directory, in analogia con l'Upper Layer Service della parte 8, e specifica un
file base di servizio DICOM (questo file di servizio fornisce la connes-
sione agli attuali file systems).
- *Part 11. Media Storage Application Profiles*
- *Part 12. Media Formats and Physical Media for Data Interchange*:
  Ogni applicazione che deve registrare file su uno specifico supporto

potrebbe richiedere di utilizzare supporti differenti. Per esempio, in applicazioni di cardiologia c'è la necessità di impiegare un supporto ad alta capacità e rapido accesso come sostituto delle tradizionali pellicole a 35 mm. Per risolvere questi problemi le parti 11 e 12 di DICOM definiscono il *Media Exchange Standard* che specificherà per una data applicazione le classi SOP, la sintassi di trasferimento, la struttura della directory, il formato dei supporti, il file di servizio base, e i supporti fisici necessari. Questi profili sono necessari poiché, al contrario delle comunicazioni su connessioni di rete, le comunicazioni fuori linea inibiscono il processo di negoziazione.

- *Part 13*. Annullata
- *Part 14. Grayscale Standard Display Function*
Specifica e standardizza le funzioni di visualizzazione delle immagini in scala di grigio. In particolare, fornisce alcuni esempi di metodi per misurare le curve caratteristiche di particolari sistemi di visualizzazione.
- *Part 15. Security Profiles*
Specifica i profili di sicurezza.
- *Part 16. Content Mapping Resource*
Definisce i template e i context group utilizzati nello standard.
- *Part 17. Explanatory Information*
Vengono specificate informazioni relative alle caratteristiche delle immagini in funzione della modalità e del paziente.
- *Part 18. Web Access to DICOM Persistent Objects (WADO)*
Definisce le modalità di gestione delle immagini DICOM su Internet.

Come si vede, la struttura dello standard è molto complessa e articolata; in aggiunta a queste parti, ci sono supplementi (al momento sono 109) che vengono aggiunti ogni anno e fanno parte integrante dello standard. Per tali ragioni lo standard DICOM è in continua evoluzione, quindi non è corretto affermare in modo assoluto che un'apparecchiatura è conforme allo standard DICOM o DICOM 3.0, in quanto lo standard subisce modifiche e integrazioni costantemente. Per poter affermare una compatibilità con lo standard, è comunque necessario un documento di conformità, come definito nella parte 2.

Uno dei maggiori obiettivi dello standard DICOM è quello di permettere l'interfacciamento tra apparecchiature di produttori diversi. Il suo impiego non garantisce però l'interoperabilità tra tutti i soggetti coinvolti, ma permette all'utilizzatore del servizio e al costruttore dell'apparecchiatura di raggiungerla più facilmente. Ad esempio, in un servizio di radiologia in cui siano presenti apparecchiature diagnostiche di modalità e produttore differente, l'impiego dello standard DICOM consente di utilizzare contemporaneamente le differenti interfacce, proprietarie o meno, con l'effetto di semplificarne la connessione.

Senza dubbio DICOM è uno standard complesso, ma si è dimostrato efficace nel consentire lo scambio di informazioni all'interno del servizio di radiologia. Lo standard offre il giusto equilibrio tra la necessità di un supporto che sia implementabile rapidamente nei prodotti esistenti e l'obiettivo di avere uno strumento dalle fondamenta modulari solide che assicurino la possibilità di adattarsi a esigenze future.

## Formato del file DICOM

Il file DICOM è formato da un *dataset* contenente una sequenza di *data element* che racchiudono le informazioni inserite all'interno del file. Ogni *data element* è formato da 4 elementi che lo caratterizzano: TAG, VR, VL, VF.
- TAG (etichetta): identifica univocamente il *data element* come (Gruppo, Elemento all'interno del gruppo);
- VR, *value representation*: descrive come rappresentare il valore che segue;
- VL, *value length*: lunghezza del campo contenente il valore che segue;
- VF, *value field*: campo che contiene il valore da trasmettere.

Quindi un'immagine o un segnale è contraddistinto da un TAG specifico e il contenuto è inserito all'interno del corrispettivo *value field*. Vediamo ad esempio un estratto da un file DICOM:

```
(0008,1050) PN    [Medico]        #    PerformingPhysiciansName
(0008,1070) PN    [Operator Name] #    OperatorsName
(0010,0010) PN    [Nome paziente] #    PatientsName
(0010,0030) DA    [19300307]      #    PatientsBirthDate
```

Come si vede, un file DICOM è composto da molti elementi e non solo dall'immagine o dal segnale biomedico. In questo esempio, per ragioni grafiche di rappresentazione è stato omesso il valore del *value lenght*. PN è l'acronimo di Person Name, DA è l'acronimo di Date, e sono Value Representation.

## Connessione di rete DICOM

Il sottosistema di visualizzazione, ovvero la *workstation* di visualizzazione e/o refertazione che compone il PACS, deve essere collegata attraverso una rete informatica al *repository* documentale DICOM (archivio digitale). Uno schema del tutto generale è rappresentato nella Figura 1 in cui si vedono tre *workstation* che possono comunicare attraverso una nuvola di connessioni (Internet, ad esempio) con un *server* centrale, che contiene documenti DICOM.

Ogni *workstation* altro non è che un computer e può essere identificato attraverso un indirizzo IP (*Internet Protocol*), una porta, e un *application entity* (AE) *title* DICOM. Mentre i primi due parametri sono ben noti, il terzo è un parametro definito dallo standard DICOM: esso contraddistingue il tipo di servizio che viene pubblicato sulla rete DICOM; dovrebbe essere un identificativo mnemonico che appunto identifica unicamente il dato servizio su una rete DICOM. Ad esempio, se due stazioni di refertazione vogliono spedire un referto in formato DICOM SR

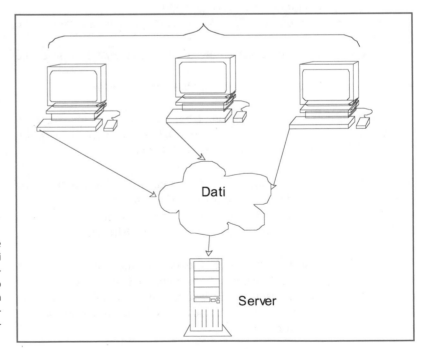

**Fig. 1.** Esempio di una rete DICOM con server centrale a cui accedono varie stazioni di lavoro, per recuperare immagini o inviarle nell'archivio. Ciascuna stazione di lavoro viene riconosciuta dal server in base all'indirizzo di rete e all'AE DICOM

al *repository* documentale, esse spediranno i documenti indicando l'AE title di destinazione a cui sono associati l'indirizzo IP e una porta appartenenti al *repository*. Il *repository,* a sua volta, sarà in grado di riconoscere la *workstation* attraverso il corrispettivo AE title (Fig. 2).

La comunicazione dei dati all'interno di una rete DICOM avviene mediante messaggistica DICOM, ossia tutti i messaggi scambiati hanno la medesima sintassi e il medesimo vocabolario, così come specificato all'interno dello standard. Questo meccanismo permette l'uso di apparecchiature eterogenee e di marche differenti.

Un'iniziativa che ha favorito lo sviluppo dei PACS e dell'informatizzazione in ambito sanitario è l'IHE (*Integrating The Healtcare Enterprise*). Questa iniziativa non è uno standard, come a volte si pensa, ma un tentativo di far dialogare apparecchiature eterogenee, mediante standard consolidati quali DICOM e HL7. IHE individua delle macroaree di azione e attraverso un profilo di integrazione cerca di risolvere il particolare problema di integrazione.

L'uso del PACS rientra all'interno di un profilo di integrazione IHE, il *radiology scheduled workflow*: il flusso di lavoro di un reparto di radiologia viene schematizzato e standardizzato. In questo modo, una qualsiasi apparecchiatura che rispetta standard e modalità di interfacciamento indicate nel profilo di integrazione IHE, può essere inclusa all'interno del medesimo PACS.

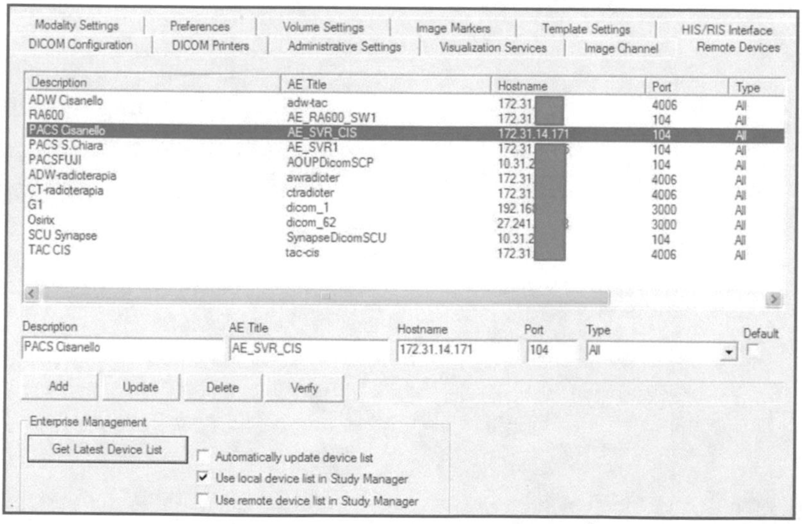

Fig. 2. Esempio di configurazione di nodi DICOM su una stazione di visualizzazione. Nel caso specifico il client (la stazione di visualizzazione) configura nel suo database il server chiamato PACS Cisanello, con AE AE_SVR_CIS, indirizzo di rete 172.31.14.171, disponibile alla porta di comunicazione numero 104

Lo standard DICOM, attraverso la gestione delle sue diverse classi di servizio, fornisce una strada per semplificare la connessione tra il PACS e altri sistemi di informazione poiché prevede la possibilità di colloquiare con i sistemi RIS/HIS attraverso il loro standard (HL 7), sebbene ogni connessione tra i due sistemi di informazione non sia semplice. Infatti, la connessione DICOM potenzia le capacità del PACS poiché, indipendentemente dal tipo di apparecchiatura utilizzata, consente sia l'utilizzo di un unico sistema di documentazione (laser) e di memorizzazione (disco ottico), sia il collegamento diretto bidirezionale ai sistemi informativi di reparto (RIS) e ospedalieri (HIS), oltre che la comunicazione all'esterno verso altri ospedali o Internet (Fig. 2, Capitolo 4).

È doveroso sottolineare come l'attuale tendenza verso sistemi mini-PACS renda DICOM applicabile a molte apparecchiature con semplici scopi di interfacciamento; per esempio, la stampante condivisa dalle unità di immagini di tomografia computerizzata e risonanza magnetica potrebbe usare DICOM come interfaccia per l'interconnessione.

# Il referto strutturato

# 6

R. Silverio, P. Sacco

Il referto strutturato è uno degli argomenti più dibattuti dell'ultimo periodo di implementazione di soluzioni e sistemi informativi in sanità, e in radiologia in particolare; se ne parla molto, e non sempre con cognizione di causa. Ma cos'è veramente il referto strutturato? Partiamo dalla constatazione che l'introduzione dei sistemi informativi in sanità e le nuove metodiche digitali, specie quelle multi-immagine o *multiframe*, portano con sé nuove problematiche cliniche e gestionali, ma anche nuove possibilità. In particolare, queste metodiche, oltre alla possibilità di manipolazione del dato (archiviazione e richiamo) su supporti elettronici di varia natura, offrono anche la possibilità di nuove visualizzazioni diagnostiche, non più frutto esclusivo dell'interazione della radiazione con la materia, ma come oggetti creati dalla mediazione dell'elaboratore. Ricostruzioni 3D, realtà virtuale, diagnosi assistita non sono più termini del futuro ma componenti del lavoro quotidiano. Come integrare questi nuovi oggetti diagnostici nel flusso di refertazione? Inoltre, possiamo ora identificare, in un dataset di immagini diagnostiche, le più significative, non solo per la diagnosi, ma anche per scopi scientifici, didattici, tecnici e quant'altro. Come adoperare al meglio questa possibilità? E come fornire un documento di sintesi della nostra attività pratica e interpretativa, senza abdicare all'utilizzo di supporti contenenti tutto il risultato del nostro lavoro, di cui perdiamo il controllo? E ancora, come rendere disponibili questi risultati alla formazione di un insieme di notizie cliniche che possa seguire il paziente nel suo percorso sanitario?

L'uso delle tecnologie informatiche in sanità porta come conseguenza la possibilità di aggregare dati clinici in modo coerente e ripetibile. Il passo successivo è quello di rendere disponibile questa grande quantità di informazioni e di condividerla, con un'ottica "longitudinale", tra le varie tappe della storia clinica del paziente, e formare quindi quella che con termine generale e improprio viene definita "cartella clinica elettronica".

E. Neri, P. Marcheschi, D. Caramella. *Produrre ed elaborare immagini diagnostiche.*
ISBN 978-88-470-1063-5. © Springer 2008

È chiaro che la condivisione delle informazioni può avvenire solo qualora vi siano delle regole generali e condivise per l'interscambio di dati e, soprattutto, di contenuti. Ogni settore dell'informatica medica si è dato regole per il proprio dominio: in particolare, il protocollo DICOM (digital imaging and communication in medicine) è lo standard per l'interscambio di immagini mediche, Health Level 7 (HL7) quello per il trattamento dei dati anagrafici e sanitari (ricoveri, tipo del ricovero, visite, ecc) e di laboratorio. Il modo in cui vengono invece presentati e aggregati i diversi dati clinici per renderli disponibili e intelleggibili dai vari fruitori viene indicato con la sigla CDA, *clinical data architecture*.

L'esigenza di partenza è quindi quella di immettere questa grande quantità di informazioni, aggiungendo dei contenuti clinici, in un contenitore informativo digitale, in modo tale che possano essere archiviate, recuperate, trasmesse con le tecnologie digitali. La struttura di questo contenitore dovrà essere tale da rendere possibile l'estrazione anche parziale delle informazioni cliniche e diagnostiche in esso contenute, che dovranno poi essere disponibili per una visualizzazione mirata alle esigenze del fruitore (radiologo consulente, clinico, MMG [Integrating the Healthcare Enterprise]).

Lo standard DICOM ha recepito questa esigenza e ha creato questo contenitore per l'ambito della diagnostica per immagini: è, appunto, il referto strutturato (SR, *structured report*). Si tratta di una classe DICOM, descritta nel Suppl. 23 dello standard, in cui si codificano le varie parti del referto (intestazione, dati anagrafici del paziente, dati tecnici di esecuzione dell'esame, reperti, conclusioni), strutturandoli in un albero logico; questa operazione, come si nota, sistematizza le varie parti di una comune refertazione. In più, il referto strutturato introduce un legame diretto (*link*) alle immagini sulle quali lo specialista si basa per trarre le conclusioni diagnostiche. Infine, vengono riportate le misurazioni che normalmente si eseguono nel corso di un esame strumentale.

Esaminando un referto strutturato, troveremo quindi i dati anagrafici del paziente, il tipo di esame eseguito, le notizie anamnestiche, i reperti derivanti dalle immagini diagnostiche, le immagini stesse e le nostre conclusioni, oltre a una codifica della patologia di interesse. Il tutto in un formato standard, quindi fruibile da un altro applicativo informatico che ne supporti la creazione e la lettura. Dobbiamo quindi intendere il termine "standard" non come omogeneizzazione del nostro lavoro, non come il tentativo di imporre un appiattimento della refertazione su modelli precostituiti, ma come la possibilità di darne ampia diffusione e di trattamento grazie alle tecnologie informatiche, nonché di memorizzarlo a tempo indefinito.

Il referto strutturato non è un oggetto prettamente radiologico, come siamo usi pensare quando si parla di DICOM: anzi, è pensato proprio per accogliere dati forniti anche da altre metodiche strumentali, si pensi per esempio a un tracciato elettro- o ecocardiografico. Configurando degli schemi appropriati (SR *template*) si può giungere a una refertazione assistita, in cui all'abituale composizione di testo libero si associno definizioni comunemente accettate, e che rendano più uniforme l'attività diagnostica. Ad esempio, qualora si referti una tomografia computerizzata (TC) di un nodulo polmonare, il sistema ci potrà (non dovrà) proporre una serie di definizioni del nodulo (a margini netti – sfumati – frastagliati, ecc) tra le quali scegliere; nella refertazione di un esame ecografico ostetrico, i parametri significativi (diametri cranici fetali, lunghezza degli arti, ecc) automaticamente raccolte dalla modalità, formeranno la griglia di dati dalla quale trarre le conclusioni.

Il referto strutturato gestisce le "*key image*". Con questo termine si identifica la possibilità, prevista dalle *workstation,* delle modalità digitali di produzione delle immagini diagnostiche, di contrassegnare una singola immagine come significativa, a scopi clinici o didattici, o di poterla scartare in quanto inadeguata. Il referto strutturato accoglie nel suo contenitore queste immagini e le rende parte integrante del processo deduttivo; le *key image* divengono la giustificazione visibile della conclusione del medico radiologo, e rendono più completo, comprensibile e soddisfacente il referto radiologico. Con il referto strutturato diventa inutile la "querelle" sulla consegna al paziente dei cosiddetti "CD-Patient", nel quale sono contenute spesso tutte le immagini prodotte nel corso di un esame (specialmente di TC). Questo CD diventa quindi utile solo a pazienti che si recano presso centri di riferimento (ad es., pazienti oncologici), o che presentano esigenze terapeutiche particolari; si previene quindi la consegna indiscriminata di tutto il prodotto dell'esame.

Da quanto esposto, risulta relativamente facile pensare a una refertazione strutturata per esami "complessi", come appunto TC, risonanza magnetica (RM), ecografie, specie vascolari o ostetriche, comunque dove appaiano valori numerici e descrizioni già codificate; meno immediato appare l'utilizzo nella quotidiana attività del pronto soccorso; peraltro, appare evidente il vantaggio di codificare proprio le prestazioni più frequenti e di collegare a questo referto scritto l'iconografia di riferimento.

Dove però il referto strutturato diviene praticamente indispensabile è nel caso di ambienti sanitari ad elevato livello di informatizzazione, con un applicativo di gestione elettronica dei dati clinici, o *electronic medical record* (EMR). Questi programmi, per essere funzionali, richiedono l'estrazione dei dati degli esami e dei risultati degli stessi per una loro corretta memorizzazione e visualizzazione a richiesta. È chiaro che la presenza di un referto strutturato, in cui i vari dati sono già sistematicamente ordinati in campi prefissati, eleva il livello di informazione presente nell'EMR, dando al file del paziente una vera valenza clinica. Ricordiamo come il *framework* Integrating the Healthcare Enterprise (IHE) fornisca gli strumenti per integrare il referto strutturato, e i sistemi che lo producono, all'interno delle moderne radiologie, e come lo armonizzi con i sistemi di cartella elettronica che rappresentano il futuro, molto prossimo, dell'informatica sanitaria.

## Letture consigliate

Bidgood WD Jr (1998) Clinical importance of the DICOM structured reporting standard. Int J Card Imaging 14:307-315

Csipo D, Dayhoff RE, Kuzmak PM (2001) Integrating Digital Imaging and Communications in Medicine (DICOM)-structured reporting into the hospital environment. J Digit Imaging 14:12-16

Loef C, Truyen R (2005) - Evidence and diagnostic reporting in the IHE context. Acad Radiol 12:620-625

Noumeir R (2003) DICOM structured report document type definition. IEEE Trans Inf Technol Biomed 7:318-328

Noumeir R (2006) Benefits of the DICOM Structured Report. J Digit Imaging 19:295-306

# Parte II

Elaborazioni tridimensionali in radiodiagnostica: metodologia di elaborazione per apparato e applicazioni cliniche

# Elaborazioni nel distretto maxillo-facciale

## 7

F. Cerri, E. Neri, A. Calderazzi

## Introduzione

L'applicazione delle tecniche di elaborazione al distretto maxillo facciale riveste un ruolo particolare in tre specifiche situazioni cliniche, cioè
lo studio delle arcate dentarie nell'ambito odontostomatologico, la traumatologia e le malformazioni.

## Arcate dentarie

### Indicazione all'esame

L'odontoiatra, per la valutazione in *toto* delle arcate dentarie o di un singolo elemento dentario, si avvale di tecniche radiologiche tradizionali di
primo livello, quali l'ortopantomografia (OPT) e l'Rx endorale, che forniscono immagini bidimensionali di strutture anatomicamente più complesse. L'esame di tomografia computerizzata (TC) delle arcate dentarie
rappresenta una metodica di secondo livello indicata per approfondi-
mento diagnostico di malformazioni, denti inclusi o disodontiasici,
patologie infiammatorie, cisti e tumori odontogeni e non odontogeni,
patologie traumatiche.

Indicazioni frequenti all'esame sono comunque la valutazione pre-
estrattiva degli elementi dentari, la pianificazione implantare e la valutazione postchirurgica. Nel caso della valutazione pre-estrattiva, al medico
radiologo viene richiesta soprattutto la valutazione dei rapporti tra le radi-
ci dei terzi molari con il pavimento del seno mascellare (molari superiori,
o elementi 18 e 28) e il canale osseo del nervo mandibolare (molari inferiori o elementi 38 e 48). Fondamentale è valutare la posizione del terzo
molare (mesio o disto-verso, trasverso posto) quando questo risulta inclu-
so e l'eventuale rapporto con l'elemento dentario vicino.

E. Neri, P. Marcheschi, D. Caramella. *Produrre ed elaborare immagini diagnostiche.*
ISBN 978-88-470-1063-5. © Springer 2008

Ai fini implantologici, il medico radiologo svolge un ruolo centrale in quanto il successo del trattamento implantare è strettamente correlato alla corretta pianificazione dell'intervento. Il medico radiologo deve valutare le caratteristiche anatomiche dell'area edentula che dovrà accogliere l'impianto; in particolare, deve valutare i tre parametri fondamentali al fine di una corretta pianificazione implantare:

- Spessore osseo, ossia la distanza tra corticale vestibolare e corticale linguale, per quanto concerne l'arcata inferiore, e distanza corticale vestibolare e corticale palatale per l'arcata superiore;
- Distanza tra cresta alveolare e pavimento del seno mascellare, per l'arcata superiore e, distanza tra cresta alveolare e canale osseo del nervo mandibolare per l'arcata inferiore;
- Densità del tessuto osseo: valutata in Unità Hounsfield (HU) secondo la scala di Misch che prevede quattro gradi di densità, da D1, osso maggiormente compatto, a D4, che indica un osso particolarmente rarefatto (Tabella 1).

Tabella 1. Classificazione secondo Misch in 4 gradi della densità ossea (D1-4) con i relativi valori densitometrici in unità Hounsfield (UH). L'oscillazione dei valori min/max nelle classi D2 e D3 dipende da vari fattori, quali età, sesso e fattori meccanici del paziente

| Densità ossea | UH |
| --- | --- |
| D1 | >1250 |
| D2 | 850-1250 |
| D3 | 350-850 |
| D4 | <350 |

Per calcolare questi valori è necessario che l'esame sia eseguito con la massima accuratezza e le immagini assiali siano rielaborate con software dedicati.

Nella fase postchirurgica, il medico radiologo è chiamato a valutare l'osteointegrazione dell'impianto e gli eventuali danni iatrogeni determinati dalla procedura.

## Tecnica di esecuzione dell'esame

Al fine di ottenere un esame delle arcate dentarie tecnicamente corretto è necessario che il paziente sia adeguatamente istruito a restare immobile durante l'acquisizione e venga posizionato sul lettino porta-paziente della TC in decubito supino. Per ottenere la massima immobilizzazione viene utilizzato il supporto per il cranio in cui viene posizionata la testa del paziente in lieve estensione, mantenuta immobile con l'ausilio di bende a strappo che cingono mento e fronte (Fig. 1). È importante, ai fini soprattutto della rielaborazione delle immagini, fare attenzione che la testa del paziente sia posizionata in modo simmetrico.

Per evitare artefatti è necessario far togliere al paziente, prima dell'esame, protesi mobili e eventuali oggetti metallici presenti a livello del capo e del collo. Le superfici occlusali vengono distanziate di circa 1-2 cm interponendo tra esse un distanziatore radiotrasparente. Il paziente non deve deglutire né muovere il capo o aprire la bocca durante l'esecuzione dell'esame, in quanto anche minimi movimenti potrebbero compromettere la qualità delle immagini e conseguentemente la possibilità di eseguire corrette misurazioni.

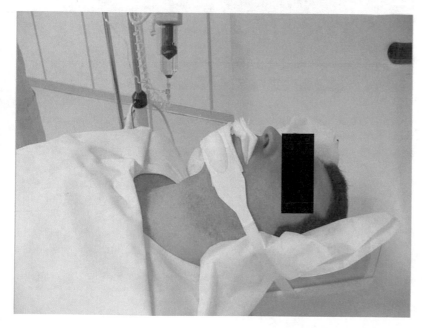

Fig. 1. Corretto posizionamento del capo per l'esecuzione di scansioni assiali dell'arcata dentaria superiore con immobilizzazione della testa mediante bende a strappo e distanziatore radiotrasparente per allontanare le superfici occlusali

L'esame TC inizia con l'acquisizione degli scanogrammi (*scout-view*) in proiezione antero-posteriore e latero-laterale (Fig. 2). Le acquisizioni assiali vengono condotte a strato sottile. Con apparecchi multidetettore si possono eseguire sezioni con collimazione di 1,25 mm, spessore di 0,63 mm e intervallo di ricostruzione fino a 0,3 mm. L'algoritmo di ricostruzione deve essere quello per l'osso (Tabella 2).

Il piano di scansione deve essere parallelo al pavimento del seno mascellare, per l'arcata superiore, e alla branca orizzontale della mandibola, per l'inferiore (Fig. 3). Lo studio deve comprendere i recessi alveolari dei seni mascellari per il mascellare superiore e il margine inferiore della mandibola per l'arcata dentale inferiore.

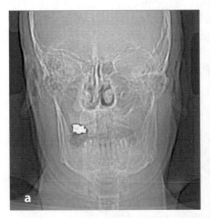 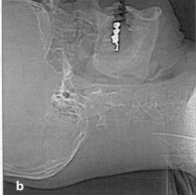

**Fig. 2.** Scannogramma del cranio in proiezione antero-posteriore (**a**) e latero-laterale (**b**)

**Tabella 2.** Schema riassuntivo dei parametri per una corretta esecuzione di un esame dentascan con TC multidetettore

|  | TC Multidetettore |
| --- | --- |
| Scansione | Assiale |
| Collimazione | 1,25 mm |
| Spessore | 0,6 mm |
| Intervallo di ricostruzione | 0,3 mm |
| Pitch | 3(HQ)/6(HS) |
| Algoritmo di ricostruzione | Osso |

*HQ* High Quality (pich = 3), *HS* High Speed (pich = 6)

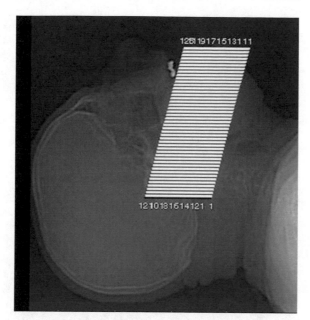

**Fig. 3.** Scannogramma latero-laterale del massiccio facciale con orientamento degli strati paralleli alla branca orizzontale della mandibola per l'esecuzione di un esame dell'arcata inferiore

## Elaborazione dei dati

Una volta acquisite, le immagini vengono inviate a un software dedicato che permette l'elaborazione delle immagini del distretto in esame in modo da visualizzarlo su piani coronali, sagittali, obliqui e curvi. Le ricostruzioni sono qualitativamente migliori quanto più le scansioni sono a strato sottile e condotte con tecnica volumetrica.

Per una corretta valutazione di una TC dell'arcata dentaria è necessario innanzi tutto visualizzare un'immagine assiale di riferimento in cui sia visibile l'intero profilo mandibolare o del mascellare superiore (Fig. 4a). Dopo di che viene tracciata in modo semiautomatico una linea curva disegnando con il puntatore del mouse una serie di punti lungo l'asse maggiore dell'arcata studiata (Fig. 4). Il software, una volta tracciata la curva, realizza automaticamente una serie di ricostruzioni multiplanari curve parallele, le Panorex (Fig. 5), e multiplanari oblique perpendicolari alla linea tracciata (cosiddette radiali).

Con le Panorex possiamo evidenziare nel suo complesso tutto l'osso mascellare o mandibolare con prospettiva simile a quella di un'OPT: è possibile ottenere serie di sezioni contigue o evidenziare strutture cruciali, quali ad esempio il decorso del canale del nervo mandibolare (Fig. 6).

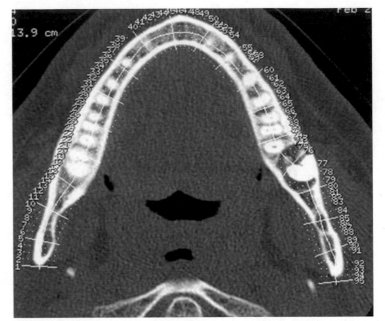

**Fig. 4.** Scansione assiale dell'arcata dentaria inferiore a livello della quale è possibile eseguire la ricostruzione planare curva (*curved planar reconstruction*). Una volta disegnata la curva, il software elabora automaticamente le ricostruzioni oblique lungo tutto l'arco mandibolare (95 nel caso in esame). L'intervallo tra i vari strati ricostruiti, obliqui o coronali, è generalmente di 2 mm

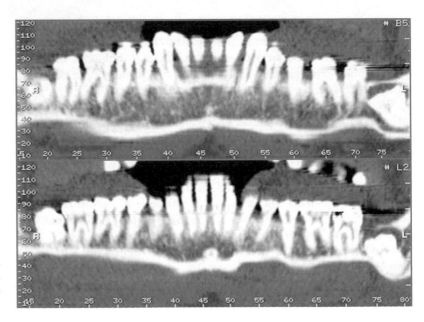

**Fig. 5.** Ricostruzioni Panorex, simil-ortopantomografiche, relative allo studio TC dell'arcata dentaria inferiore

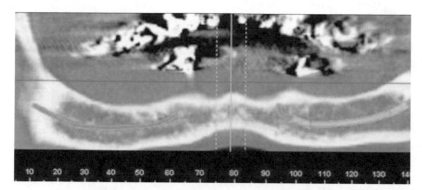

Fig. 6. Studio TC dell'arcata dentaria inferiore con ricostruzione Panorex e identificazione del decorso del canale del nervo mandibolare, rappresentato in arancione (Software Simplant pro, 10.1, Materialise, Belgio)

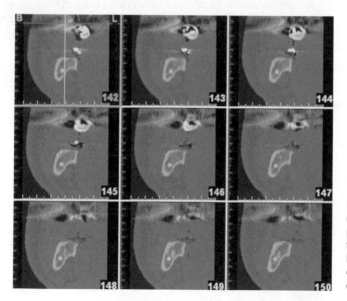

Fig. 7. Ricostruzioni 2D radiali dell'arcata dentaria inferiore. È possibile una valutazione morfologica dei processi alveolari e la visualizzazione del canale osseo del nervo mandibolare, colorato in arancione

Il software, inoltre, elabora le ricostruzioni radiali alla curva tracciata automaticamente con una distanza l'una dall'altra prestabilita di 2 mm che comunque può essere modificata a piacere dall'operatore. Si ottengono generalmente circa 60 ricostruzioni radiali che vengono numerate da destra a sinistra in modo progressivo (Fig. 7). A queste ricostruzioni viene allegata un'immagine assiale di riferimento in cui sono visualizzate tutte le linee di sezione perpendicolari alla curva tracciata (Fig. 8).

Le ricostruzioni radiali rappresentano una parte fondamentale della documentazione dell'esame in quanto permettono la valutazione degli spessori in altezza e larghezza del processo alveolare e consentono la misurazione di distanze e il calcolo di volumi, in quanto ogni immagine è fornita di una scala millimetrata per eseguire anche manualmente le misurazioni.

Alcuni software sono in grado di simulare interventi ricostruttivi o posizionamento di impianti (Fig. 9). È possibile, inoltre, ottenere immagini tridimensionali con tecniche di tipo proiettivo, come *maximum intensity projection* (MIP) e *minimum intensity projection* (MinIP), con tecniche prospettiche di superficie come lo *shaded surface display* (SSD) e di volume (*volume rendering*, VR).

Le ricostruzioni di *surface rendering*, oltre a fornire un rapido quadro d'insieme dell'anatomia distrettuale, sono utili in caso di lesioni traumatiche in quanto meglio chiariscono il decorso di eventuali linee di frattura (Fig. 10).

Il medico radiologo ha pertanto a disposizione una serie di tecniche che devono essere utilizzate al fine di valutare nel migliore dei modi la patologia di cui il paziente è portatore.

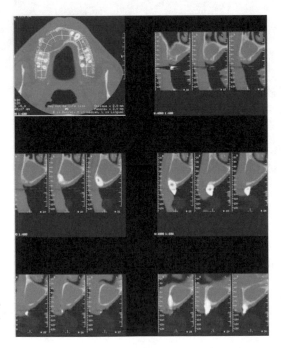

**Fig. 8.** Documentazione globale di un esame con assiale di riferimento e ricostruzioni radiali

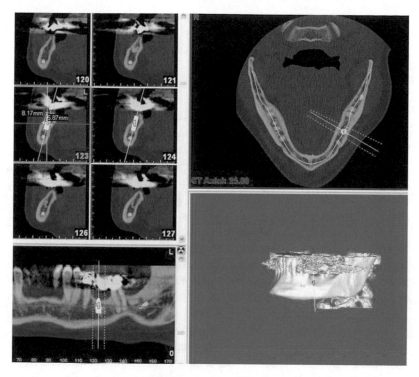

**Fig. 9.** Ricostruzioni radiali, Panorex e 3D di superficie dell'arcata dentaria inferiore con simulazione di posizionamento del potenziale impianto (*1*) in zona 36

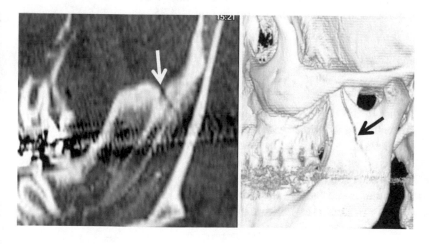

**Fig. 10.** Ricostruzioni multiplanari (MPR) e 3D VR del massiccio facciale con evidenza di frattura verticale della branca montante dell'emimandibola sinistra (*freccia*). Nella MPR è evidente l'interessamento del canale osseo del nervo mandibolare

## Fratture del massiccio facciale

### Esecuzione dell'esame

A seguito dell'incremento degli incidenti stradali (60-70%) e sportivi (10-20%), si è assistito a un incremento dell'incidenza di politraumatizzati con un conseguente aumento anche dei traumi oro-maxillo-facciali.

Le fratture del massiccio facciale rappresentano un importante capitolo della traumatologia in cui la diagnostica per immagini riveste un ruolo fondamentale, in quanto condiziona in modo rilevante il tipo di approccio terapeutico. La TC spirale è la tecnica d'elezione per lo studio delle fratture del massiccio facciale, garantendo elevata risoluzione spaziale, temporale e di contrasto. Essa consente infatti una diagnosi rapida e accurata, una corretta caratterizzazione della lesione (frattura semplice-complessa) e una valutazione dell'interessamento dei tessuti molli circostanti (emoseno, enfisema sottocutaneo e intraorbitario). Lo studio TC, inoltre, è di valido ausilio nella pianificazione chirurgica (valutazione dell'interessamento dei pilastri e delle pareti) e nella valutazione postchirurgica.

Le fratture possono coinvolgere molteplici strutture ossee, come la grande ala dello sfenoide, l'osso zigomatico, il frontale e l'etmoide, le strutture costituenti l'articolazione temporo-mandibolare. I parametri di acquisizione dipendono dal particolare distretto anatomico da indagare, dal tipo di apparecchio e dal grado di collaborazione del paziente: in generale si effettuano scansioni a strato sottile in modalità spirale sul piano assiale e, nel caso di apparecchi a singolo detettore e soggetto collaborante, anche sul piano coronale (Tabella 3).

### Elaborazione dei dati

Le ricostruzioni 3D sintetizzano i dati contenuti nelle immagini native in una forma di più facile e rapida interpretazione e sono finalizzate a consentire la diagnosi della lesione e del suo bilancio spaziale (frattura complessa).

Per quanto concerne il complesso orbito-maxillo-zigomatico, va rivolta particolare attenzione all'identificazione di frammenti nelle fratture comminute (ad es., le naso-etmoidali), all'incarceramento di nervi (nervo infraorbitario), allo studio della grande ala dello sfenoide, del

Tabella 3. Schema riassuntivo dei parametri per una corretta esecuzione di un esame del massiccio facciale con TC multidetettore

| | TC Multidetettore |
|---|---|
| Scansione | Assiale |
| Collimazione | 1,25 mm |
| Spessore | 0,6 mm |
| Intervallo di ricostruzione | 0,3 mm |
| Pitch | 3(HQ)/6(HS) |
| Algoritmo di ricostruzione | Osso/parenchima |

*HQ* High Quality (pich = 3), *HS* High Speed (pich = 6)

pavimento orbitario, delle parti molli (emoseno, enfisema sottocutaneo) e delle strutture portanti il massiccio facciale, ovvero i pilastri (maxillo-zigomatico-frontale, pterigo-mascellare, orbitario superiore, orbitario inferiore, palatale, arco zigomatico).

Le ricostruzioni multiplanari (MPR) sono utili soprattutto sul piano coronale, sagittale e obliquo. Naturalmente, individuata la frattura, si ricostruiscono i piani obliqui che meglio localizzano la frattura nella sua interezza rapportandola nel contesto anatomico in cui si trova. Le MIP possono facilitare l'individuazione di piccoli frammenti ossei nei tessuti molli e il posizionamento di eventuali placche di sintesi (Fig. 11), possono però rendere difficoltosa l'identificazione di piccoli dettagli se lo spessore della ricostruzione è troppo grande. Non consentono ad esempio la valutazione di una rima di frattura per la sovrapposizione delle strutture anatomiche risultante dall'algoritmo stesso.

La SSD ha il vantaggio di una rapida velocità di elaborazione (segmentazione automatica) e di fornire una chiara percezione della profondità del volume, ma non è una tecnica idonea per strutture con superfici non ben differenziate. La fase di segmentazione è infatti particolarmente critica e produce spesso artefatti dipendenti dall'impostazione della soglia, che appaiono come pseudolesioni, "buchi" o interruzioni di parete, ecc.

Il VR fornisce una migliore valutazione di fratture complesse, pluriframmentarie e scomposte, garantendo una rappresentazione prospettica del decorso della frattura sulla corticale ossea, del numero di frammenti e

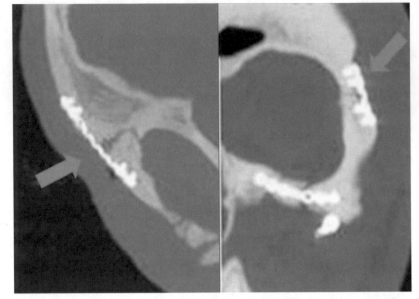

Fig. 11. Frattura orbitaria trattata chirurgicamente (*freccia*): le ricostruzioni multiplanari volumetriche con algoritmo maximum intensity projection in assiale e coronale consentono una migliore valutazione delle placche di osteosintesi

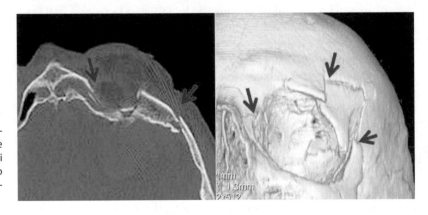

Fig. 12. Frattura del tetto orbitario a sinistra (*frecce*), evidente nell'immagine assiale, il cui decorso e caratteristiche sono ben rappresentate nella ricostruzione di volume rendering

del grado di scomposizione (Fig. 12). Come è intuitivo, molte delle considerazioni finora esposte sono valide anche per lo studio dell'articolazione temporo-mandibolare, con la precisazione che in tale distretto si eseguono alcune misurazioni sulle MPR coronali e sagittali (Fig. 13).

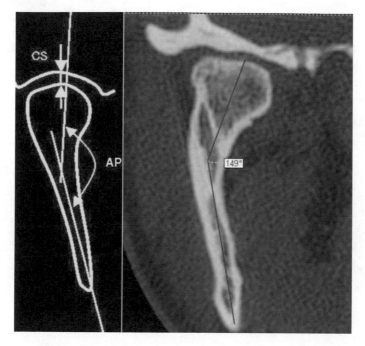

**Fig. 13.** Esiti di frattura della base del condilo. Utilizzando ricostruzioni multiplanari è possibile misurare l'angolo tra branca verticale della mandibola e asse longitudinale del condilo per stabilire l'entità le variazioni angolari rispetto alla condizione di normalità (come rappresentato nello schema allegato alla figura)

## Malformazioni del massiccio facciale

### Elaborazione dei dati

Le malformazioni del massiccio facciale possono avere diversa espressione anatomica. Tanti sono gli esempi; faremo cenno alla palatoschisi e alla microsomia emifacciale congenita.

Le tecniche di ricostruzione tridimensionale devono servire al chirurgo per comprendere l'entità della malformazione. A tale scopo si utilizzano in particolare le ricostruzioni di VR. Nel caso della palatoschisi, si potrà evidenziare l'entità della deiescienza ossea palatale su cui il chirurgo potrà stabilire la necessaria quantità di osso da ricostituire. Nella microsomia emifacciale congenita, dove sono coinvolti segmenti multipli, come la mandibola, l'osso mascellare, la mastoide e la rocca petrosa, potrà essere condotto uno studio di entità della malformazione. Nel caso specifico della ricostruzione chirurgica, le tecniche di ricostruzione tridimensionale possono essere utilizzate per la generazione di modelli solidi, attraverso sistemi di replicazione dedicati, che verranno impiegati per la ricostruzione di un segmento anatomico simmetrico rispetto al controlaterale regolarmente sviluppato. In questo processo è quindi importante che le ricostruzioni siano affidabili e generate con gli opportuni parametri di qualità.

## Lettura consigliata

Neri E, Caramella D, Bartolozzi C (2008) Image processing in radiology. Current applications. Springer Berlin Heidelberg New York

# Applicazioni in otorinolaringoiatria

# 8

E. Neri, S. Giusti, D. Giustini

## Introduzione

Alcune tecniche applicabili allo studio del distretto testa collo sono già state in parte trattate nell'ambito del massiccio facciale. Ci soffermeremo qui su quelle che sono le applicazioni più interessanti delle elaborazioni tridimensionali in otorinolaringoiatria (ORL).

Possiamo affermare che l'utilizzo delle ricostruzioni multiplanari (MPR) è pressoché costante in tutte le applicazioni in ORL, mentre altri tipi di tecniche di ricostruzione vengono riservate ad applicazioni molto specifiche a integrazione delle immagini assiali e multiplanari.

## Rocche petrose

La tecnica di elezione nell'imaging dell'orecchio medio è la tomografia computerizzata (TC) ad alta risoluzione. L'indagine viene condotta senza somministrazione di mezzo di contrasto (mdc) (esame diretto).

Con le apparecchiature TC multistrato si raccomanda l'uso di uno spessore di strato inferiore al mm (0,6-0,5 mm) da utilizzare con una scansione volumetrica a bassa dose radiante (120Kvp; 80-100mAs). Secondo vari autori possono essere utilizzati protocolli che prevedono l'esclusiva acquisizione assiale delle immagini; infatti, l'elevata risoluzione spaziale e l'isotropia del voxel consentono di ottenere MPR coronali e ciò è particolarmente utile nei pazienti che non possono assumere un decubito prono (necessario per la scansione coronale diretta); un altro vantaggio si ha nel caso in cui si debbano esaminare pazienti pediatrici, nei quali la duplice scansione non viene eseguita per evitare una sovraesposizione alle radiazioni ionizzanti.

E. Neri, P. Marcheschi, D. Caramella. *Produrre ed elaborare immagini diagnostiche.*
ISBN 978-88-470-1063-5. © Springer 2008

Come detto, le immagini ottenute con TC multistrato possono essere elaborate mediante MPR. Queste, vengono condotte su vari piani che permettono la migliore visualizzazione di alcune strutture della cavità timpanica e del labirinto osseo. In particolare, una ricostruzione sagittale obliqua permette di valutare pressoché in toto la catena ossiculare, l'articolazione incudo-malleolare, la tuba uditiva, la coclea e la terza porzione del canale del nervo faciale. Le MPR condotte sul piano coronale obliquo, invece, consentono la visualizzazione del canale semicircolare superiore e dell'articolazione tra processo lenticolare dell'incudine e la staffa (Fig. 1).

Le MPR possono essere condotte con piani multipli, quindi attraverso veri e propri volumi, e integrate con vari algoritmi. L'applicazione dell'algoritmo della minima intensità di proiezione (MInIP) consente ad

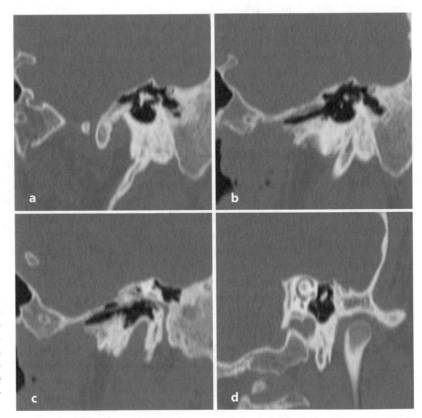

**Fig. 1.** Ricostruzioni multiplanari della cavità timpanica. Nell'esempio riportato, il piano sagittale obliquo consente uno studio della catena degli ossicini (**a**), della tuba uditiva (**b**) e della terza porzione del nervo faciale (**c**), mentre il piano coronale visualizza il canale semicircolare superiore (**d**)

esempio di facilitare il riconoscimento dei giri cocleari, mentre con il volume rendering (VR) è possibile rappresentare su vari piani lo sviluppo di tutto il labirinto osseo (Fig. 2)

Un'applicazione interessante è rappresentata dall'endoscopia virtuale. Con questa tecnica è necessario porre il punto di vista all'interno di un organo cavo o comunque a contenuto di densità omogenea (aria, sangue misto a mdc); nel caso dell'orecchio, l'aria viene utilizzata come il mezzo all'interno del quale compiere la navigazione. Possono essere generate varie prospettive endotimpaniche per un'accurata visualizzazione tridimensionale della catena ossiculare e delle pareti della cavità timpanica (Fig. 3).

Nello studio dell'orecchio interno svolge un ruolo fondamentale la risonanza magnetica (RM) ad alta risoluzione. Lo studio RM prevede l'utilizzo di sequenze T2 fast spin echo (FSE) con partizioni di 0,5 mm condotte sul piano assiale con piccola bobina di superficie. Si ottengono immagini del labirinto membranoso, tecnicamente molto simili a quelle di altri distretti in cui sono presenti fluidi stazionari (ad esempio la colangio-RM o la uro-RM). L'elevata risoluzione spaziale delle immagini ottenute consente di applicare allo studio del labirinto membranoso sia le MPR, sia algoritmi della massima intensità di proiezione (MIP) e VR (Fig. 4).

L'insieme di queste metodiche di elaborazione consente di valutare la morfologia del labirinto ed escludere la presenza di alterazioni di sviluppo e formazioni espansive nel suo contesto. Le MPR possono essere condotte liberamente su tutti piani, ma si consiglia di seguire l'asse longitudinale del

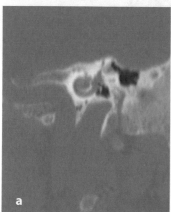 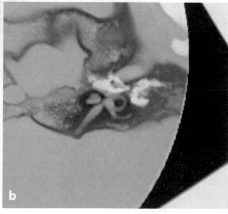

Fig. 2. Uso degli algoritmi MinIP e VR. La ricostruzione MinIP (**a**) permette di visualizzare i giri cocleari e il VR (**b**) fornisce una visione più ampia di tutto il labirinto osseo

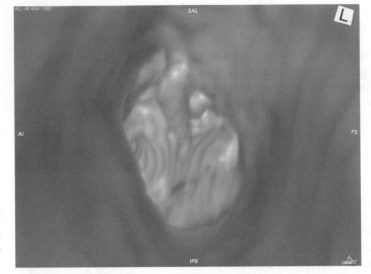

Fig. 3. Endoscopia virtuale dell'orecchio. Il punto di vista virtuale viene posizionato in corrispondenza del condotto uditivo esterno. La prospettiva endoscopica consente di visualizzare il manico del martello e la parete mediale della cavità timpanica

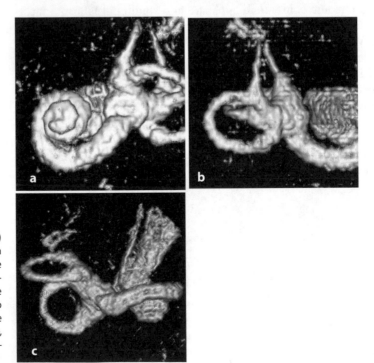

Fig. 4. Volume rendering (VR) del labirinto membranoso con RM. Il VR consente di ricostruire selettivamente tutte le componenti del labirinto e fornisce immagini di elevato dettaglio anatomico che possono essere visualizzate da varie prospettive, laterale (a), mediale (b) e inferiore (c)

giro basale cocleare per poter analizzare in prima battuta la morfologia cocleare. Un ulteriore vantaggio è quello di poter orientare i piani secondo quelli dei canali semicircolari, potendo quindi studiare la loro pervietà e morfologia. Le MPR, se condotte con maggior spessore (MPR volumetriche - MPVR), possono essere integrate dagli algoritmi MIP e VR per una migliore visualizzazione della morfologia del labirinto.

## Seni paranasali

Nello studio dei seni paranasali la TC rappresenta la tecnica di elezione in quanto consente di evidenziare chiaramente le cavità aeree i setti ossei che compongono questo distretto anatomico. Le acquisizioni vengono condotte sui piani assiale e coronale. Con TC multistrato si potrebbe evitare l'acquisizione coronale: una volta effettuata l'acquisizione assiale, utilizzando uno spessore di strato possibilmente inferiore al millimetro, vengono condotte ricostruzioni MPR contigue. Per far ciò esistono programmi dedicati su alcune console TC che permettono di impostare i piani di ricostruzione, il loro spessore e la distanza tra le varie ricostruzioni, e che generano automaticamente la sequenza di immagini coronali desiderata (Fig. 5a). È compito del tecnico di radiologia occuparsi di questa fase, che richiede poco tempo ed è pressoché automatica, una volta che sia stato impostato il protocollo nella console. Ulteriori piani che possono essere generati sono quelli sagittali. Attraverso una visione sagittale è possibile riconoscere accuratamente i turbinati e le conche nasali, ma soprattutto si riesce a studiare meglio le cellule etmoidali (Fig. 5b). La combinazione dei vari piani multiplanari

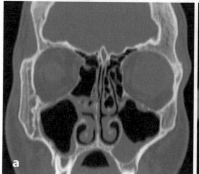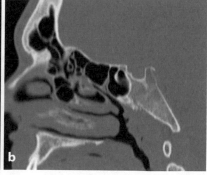

Fig. 5. TC. Ricostruzioni multiplanari dei seni paranasali condotte sui piani coronale (**a**) e sagittale (**b**)

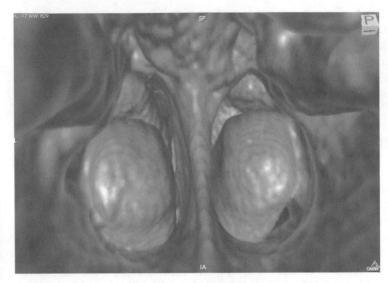

Fig. 6. Endoscopia virtuale della cavità nasale. Nell'esempio la prospettiva endoscopica, che mostra le coane, viene ottenuta con punto di vista posizionato all'interno del rinofaringe

di ricostruzione consente uno studio dettagliato dell'anatomia dei seni paranasali e della cavità nasale. A integrazione della rappresentazione multiplanare, si può utilizzare anche l'endoscopia virtuale. Posizionando il punto di vista virtuale nel rinofaringe è possibile osservare le coane e riconoscere la porzione posteriore dei turbinati (Fig. 6).

## Laringe

Nello studio della laringe si utilizza prevalentemente la TC, anche se il ruolo della RM è molto importante in alcune situazioni cliniche. La TC consente di acquisire volumi ad alta risoluzione che possono essere elaborati attraverso MPR, VR e con endoscopia virtuale.

Le MPR bidimensionali consentono di valutare la regione glottica, cioè quella dove sono presenti le corde vocali vere. Il piano di ricostruzione più utile è rappresentato da quello coronale, che consente di evidenziare le corde vocali false, situate nella laringe sovraglottica, il ventricolo, spazio virtuale di piccolissime dimensioni, e le sottostanti corde vocali vere, di cui è possibile riconoscere il bordo libero. Tali ricostruzioni permettono una migliore definizione anatomica di questo distretto e, in caso di patologia, permettono di valutare la sua estensione longitudinale.

Anche l'endoscopia virtuale può avere un ruolo interessante. È stato evidenziato in letteratura che la visione endoscopica può correlare accuratamente con la laringoscopia diretta, ma soprattutto consente di creare prospettive aggiuntive rispetto a quest'ultima. Un esempio è rappresentato dalla prospettiva che si può ottenere posizionando il punto di vista nella trachea. In questo caso, infatti, si può visualizzare il piano sottoglottico e la faccia inferiore di ambedue le corde vocali vere, prospettiva che non può essere ottenuta con l'esame reale.

## Letture consigliate

Rogalla P, Terwisscha van Scheltinga J, Hamm B (2001) Virtual endoscopy and related 3D techniques. Springer-Verlag, Berlin, pp 206-208
Swartz JD, Harnsberger HR (1998) Imaging of the temporal bone. Thieme Medical, NY, pp 1-13

# Apparato vascolare

# Apparato vascolare    9

I. Bargellini, D. Giustini, E. Neri, C. Vignali

Lo studio dell'apparato vascolare richiede un'attenzione specifica nella fase di acquisizione delle immagini. Lo scopo è infatti quello di produrre immagini a elevata risoluzione spaziale e di contrasto.

Per una elevata risoluzione spaziale le scansioni devono essere eseguite a strato sottile, con la maggior risoluzione consentita dall'apparecchiatura utilizzata e con elevata velocità di scansione. Quest'ultima consente, infatti, di ridurre gli artefatti da movimento (ad es., quelli legati al respiro del paziente) e nello stesso tempo di acquisire l'intero volume di scansione durante la fase arteriosa, ossia quando il mezzo di contrasto è maggiormente concentrato nel lume vascolare.

L'alta risoluzione di contrasto negli studi vascolari è ottenuta con l'acquisizione durante la fase di massima concentrazione del mezzo di contrasto all'interno del lume vascolare. A tal fine è necessario iniettare un adeguato bolo di mezzo di contrasto con un elevato flusso e temporizzare la scansione sulla base del tempo di circolo di ciascun paziente. Esistono varie tecniche per ottenere una fase arteriosa adeguata. La più utilizzata è rappresentata dal *bolus test* (o calcolo del tempo di circolo). Consiste nell'iniezione endovena di un piccolo bolo di mezzo di contrasto (25 mL) e nella contemporanea misurazione del tempo di arrivo del bolo sino alla sua massima concentrazione all'interno del lume vascolare arterioso a un livello prestabilito (ad es., nel lume aortico all'emergenza del tripode celiaco nel caso di esami dell'aorta addominale). Molte apparecchiature hanno oggi a disposizione un software dedicato che consente di eseguire il *bolus triggering*. In questo caso si inietta l'intero bolo di mezzo di contrasto necessario all'esecuzione dell'esame, e l'apparecchiatura riconosce il momento di massima concentrazione del mezzo di contrasto nel lume vascolare, avviando la scansione automaticamente in tale momento.

E. Neri, P. Marcheschi, D. Caramella. *Produrre ed elaborare immagini diagnostiche.*
ISBN 978-88-470-1063-5. © Springer 2008

Nella valutazione della patologia vascolare la rielaborazione delle immagini è indispensabile per visualizzare il decorso dei vasi e identificare sede ed estensione della patologia, sebbene non si possa prescindere dalla valutazione delle singole scansioni assiali. La rielaborazione deve comprendere almeno l'esecuzione di ricostruzioni multiplanari (MPR) lungo tutti i piani dello spazio e di ricostruzioni tridimensionali *maximum intensity projection* (MIP) e/o *volume rendering* (VR).

## Aorta

Le più frequenti patologie che interessano l'aorta sono la dissecazione e la dilatazione aneurismatica.

## Dissecazione

Nella dissecazione aortica è richiesta l'identificazione del punto di origine del flap intimale, del decorso dei lumi vero e falso, e dell'origine delle arterie collaterali aortiche (vasi epiaortici, vasi splancnici, ecc) rispetto al lume falso.

Lo studio della dissecazione aortica con TC multistrato si avvale del contributo di alcune tecniche di ricostruzione, in particolare le MPR, le ricostruzioni di VR e l'endoscopia virtuale.

Le MPR sono le tecniche di elaborazione maggiormente utilizzate e consentono di studiare il vaso su piani aggiuntivi rispetto a quello di acquisizione. Nella dissecazione aortica, una MPR bidimensionale, coronale, sagittale o obliqua, consente sostanzialmente di valutare l'origine e il decorso del flap intimale. Solitamente l'uso di una MPR volumetrica con l'utilizzo di MIP in questa patologia non è consigliato, in quanto il flap intimale è ipodenso e quindi la sovrapposizione delle immagini, oltreché l'algoritmo stesso, non permettono la sua corretta visualizzazione. L'utilizzo della MIP può essere utile esclusivamente per una visualizzazione globale dell'aorta (Fig. 1).

A causa della pulsatilità cardiaca trasmessa all'aorta possono verificarsi dei falsi positivi in cui viene simulata la presenza di flap intimale in una singola immagine. L'uso della MPR può dirimere il dubbio diagnostico consentendo di visualizzare i piani contigui, escludendo quindi l'estensione longitudinale del flap. La MPR è inoltre molto utile per definire i rapporti della dissecazione con i vasi epiaortici; a questo scopo

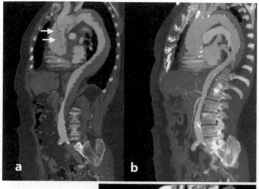

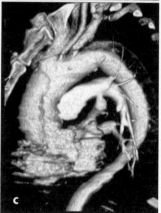

Fig. 1. Studio angio-TC di dissecazione dell'aorta toracica di tipo A (coinvolgente l'aorta toracica ascendente). La ricostruzione multiplanare (MPR) consente la corretta identificazione di sede e decorso del flap intimale, visibile come una sottile banda ipodensa, e la distinzione del lume vero dal lume falso (**a**, MPR sagittale). Eseguendo le corrispondenti maximum intensity projection (MIP) (**b**, MPR-MIP sagittale) il flap intimale è difficilmente identificabile, e pertanto la MIP non è considerata una metodica di ricostruzione idonea nella valutazione della dissecazione aortica. Infine il volume rendering (**c**) fornisce una visualizzazione tridimensionale dell'aorta e dei suoi rami e, soprattutto, del decorso del flap intimale, con la distinzione del lume vero dal lume falso

anche le ricostruzioni di VR consentono una migliore visualizzazione del decorso del flap e dei rapporti con i vasi epiaortici. Nelle ricostruzioni di VR il flap è ben visibile come una discontinuità tra i due lumi (vero e falso).

## Aneurismi

Con l'avvento dei trattamenti percutanei di posizionamento di endoprotesi, la fase di rielaborazione delle immagini in pazienti con aneurisma aortico, candidati al trattamento percutaneo, rappresenta un momento fondamentale nella pianificazione terapeutica. La selezione della protesi più adeguata richiede infatti la misurazione di diametri e lunghezze dell'aorta a vari livelli.

È necessario misurare il diametro del lume vascolare nei punti in cui è previsto l'ancoraggio della protesi, ossia a livello del colletto prossimale (immediatamente a valle dell'emergenza delle arterie renali in aneurismi dell'aorta addominale sottorenale, o dell'arteria succlavia sinistra in aneurismi toracici) e del colletto distale (generalmente a livello delle iliache comuni in aneurismi aortici addominali e prossimalmente all'emergenza del tripode celiaco in aneurismi toracici). Il diametro deve essere misurato nel cosiddetto piano "assiale vero", che si ottiene mediante MPR perpendicolare all'asse longitudinale del lume vascolare (Fig. 2a, b). Altrettanto importante è la misurazione della lunghezza dei colletti e della lunghezza dell'intero aneurisma. Le lunghezze devono essere misurate lungo la linea centrale del lume vascolare, mediante MIP (Fig. 2c) o ricostruzioni planari curve (CPR). Queste ultime vengono ottenute mediante un software dedicato, che rappresenta il lume vascolare su un piano bidimensionale, annullandone le tortuosità. Infine, il VR consente di ottenere una visione panoramica complessiva dell'aorta e dei suoi rami, di valutarne la pervietà, il decorso e le angolazioni (Fig. 2d).

La complessità di ricostruzione e le numerose informazioni richieste nella pianificazione del trattamento endoluminale di aneurismi aortici hanno determinato la necessità di software automatici di ricostruzione che forniscano tutte le informazioni necessarie in pochi minuti.

Lo studio dell'aorta mediante rielaborazione delle immagini TC è importante anche dopo il posizionamento di un'endoprotesi aortica: infatti, durante il follow-up è necessario valutare le modificazioni dimensionali e morfologiche dell'aorta e della stessa protesi. Importante è ad esempio monitorare nel tempo eventuali disancoraggi della protesi e il volume della sacca aneurismatica: quest'ultimo è ottenibile mediante tecniche di ricostruzione tridimensionale specifiche, dette di segmentazione semiautomatica, in cui si seleziona esclusivamente la sacca aneurismatica, calcolandone il volume complessivo.

## Arterie renali e vasi periferici

Le arterie renali e la vascolarizzazione arteriosa periferica rappresentano, dopo le coronarie, le sedi preferenziali di patologia aterosclerotica.

Tradizionalmente, la metodica di elezione per lo studio di questi distretti vascolari è rappresentata dall'angiografia digitale a sottrazione, il cui impiego è tuttavia limitato dall'invasività. Con l'avvento delle tecniche

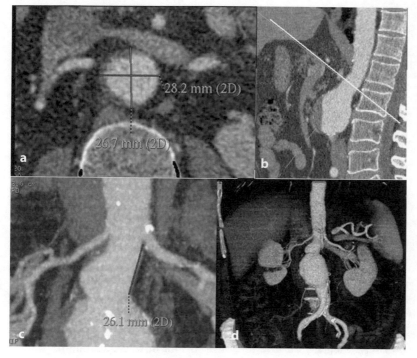

**Fig. 2.** Studio angio-TC di dilatazione aneurismatica dell'aorta addominale sottorenale. In pazienti con aneurismi dell'aorta addominale sottorenale, per valutare la fattibilità del posizionamento di endoprotesi aortica, è necessario calcolare il diametro e la lunghezza del colletto prossimale. Il colletto prossimale è il tratto di aorta compreso tra l'emergenza delle arterie renali e l'origine della dilatazione aneurismatica. Il diametro viene calcolato su il piano "assiale vero" (**a**), che si ottiene mediante ricostruzioni multiplanari, posizionandosi perpendicolarmente all'asse longitudinale del lume vascolare (**b**, *linea bianca continua*). La lunghezza è invece calcolata mediante maximum intensity projection, generalmente su un piano coronale che visualizzi l'origine di entrambe le arterie renali (**c**). Il volume rendering fornisce una visione tridimensionale dell'aorta, dei suoi rami, e del loro decorso, anche in rapporto con le strutture parenchimali e muscolo-scheletriche circostanti (**d**)

angio-TC e angio-RM e lo sviluppo di software sempre più sofisticati, è oggi possibile ottenere immagini simil-angiografiche dell'intero albero arterioso, in maniera non invasiva, per cui l'angiografia ha progressivamente assunto un ruolo di indagine di secondo o terzo livello, da eseguire solo in pazienti candidati a trattamento percutaneo o chirurgico. Tuttavia, i dati TC ed RM, per fornire informazioni diagnostiche, richiedono un'attenta fase di post-processing.

In particolare, le metodiche di ricostruzione privilegiate per visualizzare la presenza di steno-ostruzioni o aneurismi sono le MPR e le MIP, con visualizzazione dei vasi lungo i diversi piani dello spazio. Quando si eseguono le MIP è necessario considerare il diametro del vaso esaminato. Infatti, se si seleziona uno spessore di strato superiore al diametro vascolare è possibile perdere alcune informazioni legate alla visualizzazione dell'interno del lume, quali la presenza di stenosi focali. L'inconveniente può essere superato mediante il VR, che ha inoltre il vantaggio di visualizzare interamente il decorso dell'albero arterioso, anche quando questo sia particolarmente tortuoso. Inoltre, il VR consente la contemporanea visualizzazione del lume vascolare e delle strutture muscolo-scheletriche circostanti, fornendo al chirurgo informazioni anatomiche e punti di repere importanti, in particolare nel caso in cui siano indicati trattamenti laparoscopici o comunque miniinvasivi.

## Arterie renali

Lo studio delle arterie renali è nella massima parte dei casi finalizzato alla valutazione della presenza di eventuali stenosi, siano esse di natura aterosclerotica o fibrodisplasica. La fase di ricostruzione è in genere rapida e semplice e si basa fondamentalmente su MPR e MIP, che permettono di identificare la stenosi e la presenza di eventuali dilatazioni post-stenotiche, con elevata sensibilità. È inoltre possibile, mediante MPR eseguita lungo il piano perpendicolare al decorso del vaso (piano assiale vero), ottenere l'esatta misurazione del diametro e dell'area del lume vascolare, sia nel punto di stenosi, sia a un livello dove l'arteria appare di calibro regolare, ottenendo la misura in percentuale della stenosi. Sebbene tale misurazione non sia stata validata in letteratura, essa può rappresentare un ulteriore ausilio alla differenziazione di stenosi emodinamicamente non significative (all'esame eco-color-Doppler) rispetto a quelle significative (>50%), essendo solo per queste ultime indicato il trattamento di rivascolarizzazione.

## Arterie periferiche

Le attuali apparecchiature TC ed RM consentono di eseguire la scansione dell'intero albero arterioso periferico con iniezione di un unico bolo di mezzo di contrasto e con un'elevata risoluzione spaziale. Mediante ricostruzioni MPR e MIP si ricavano quindi immagini simil-angiografiche che, con elevata accuratezza, consentono di riconoscere presenza, sede ed estensione delle steno-occlusioni o di eventuali dilatazioni aneurismatiche in pazienti con arteriopatia periferica, e di visualizzare circoli collaterali anche esili che riabitano eventuali occlusioni. Anche in questo contesto, il VR fornisce un'efficace valutazione complessiva tridimensionale dell'albero arterioso periferico (Fig. 3).

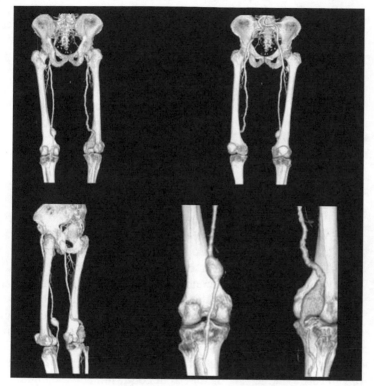

Fig. 3. Studio angio-TC di albero arterioso periferico. In questo paziente con dilatazione aneurismatica di entrambe le arterie poplitee, lo studio angio-TC permette la visualizzazione dell'intero albero arterioso periferico con iniezione di un unico bolo di mezzo di contrasto. Le immagini native vengono facilmente ricostruite con tecnica volume rendering, per permettere la visualizzazione tridimensionale complessiva dei rami arteriosi e del loro decorso rispetto alle strutture ossee circostanti, che rappresentano un utile punto di repere per eventuali trattamenti chirurgici o percutanei. Si ottengono immagini nei vari piani dello spazio (visione *posteriore in alto a sinistra, anteriore in alto a destra* e *laterale in basso a sinistra*); inoltre, è possibile visualizzare in modo dettagliato gli aneurismi poplitei (*in basso a destra*) studiandone il decorso e l'estensione

## Cuore

Lo studio delle camere cardiache e delle arterie coronarie è stato tradizionalmente affidato alla RM. Negli ultimi anni, tuttavia, l'avvento di sofisticate apparecchiature TC multidetettore, con la possibilità di eseguire scansioni cardio-sincronizzate, ha consentito di ottenere valide informazioni morfologiche e funzionali anche mediante l'esame TC, il cui vantaggio è legato alla visualizzazione delle calcificazioni intimali.

La quantizzazione delle calcificazioni (cosidetto *calcium scoring*) rappresenta un valido ausilio diagnostico in pazienti a rischio per coronaropatia. Esso infatti fornisce un punteggio che ha valore prognostico in termini di morbidità e mortalità, al pari di altri fattori di rischio già noti di aterosclerosi (ad es., diabete, obesità, abitudine al fumo). Il sistema fu proposto per la prima volta da Agatson et al. nel 1990 e si basa sul calcolo dell'area della lesione calcifica, moltiplicato per un cofattore che varia in base alla densità TC della calcificazione, misurata in unità Hounsfield (H) secondo la formula "area x cofattore" (cofattore, 1 = 130 - 199 H, 2 = 200 - 299 H, 3 = 300 - 399 H, 4 400 H). A partire da questo numero è stato proposto anche il calcolo di volume, massa e densità delle calcificazioni. I dati della letteratura riguardanti il *calcium score*, sebbene incoraggianti, non sono univoci, con un'alta variabilità, sia nell'acquisizione delle immagini che negli algoritmi utilizzati per la ricostruzione. Numerosi sono oggi i software disponibili in commercio che consentono di calcolare automaticamente il *calcium score*.

Questo fattore, tuttavia, ha perso progressivamente importanza con l'introduzione di apparecchiature RM e TC in grado di fornire immagini simil-coronarografiche, in modo del tutto non invasivo e affidabile. Come per gli altri distretti vascolari, è necessario ricorrere alle ricostruzioni MPR e MIP lungo i vari piani dello spazio per visualizzare le coronarie lungo tutto il loro decorso, identificare steno-ostruzioni, valutarne la gravità e l'estensione e riconoscere la presenza di circoli collaterali di compenso. Data la tortuosità delle arterie coronarie, il VR è una tecnica di ricostruzione valida che consente di ottenere una visione panoramica di tutti i rami vascolari e del loro decorso rispetto alle camere cardiache.

La principale difficoltà nella coronarografia TC (come per altri distretti vascolari dove le arterie hanno calibro di pochi millimetri) è distinguere l'iperdensità da mezzo di contrasto, che rappresenta la pervietà vascolare, dall'iperdensità dovuta a calcificazioni intimali, che al contrario indicano steno-ostruzioni. Pertanto, è stata proposta l'associazione della coronarografia TC con il *calcium score* (calcolato prima dell'iniezione di mezzo di contrasto) per aumentare l'accuratezza diagnostica nell'identificazione di steno-ostruzioni. Inoltre, è indispensabile, durante le ricostruzioni (in particolare eseguendo le MIP), modificare la finestra e il livello delle immagini per distinguere le calcificazioni parietali dal mezzo di contrasto all'interno del lume vascolare.

È infine da ricordare l'utilità della coronarografia TC nel valutare la pervietà degli stent coronarici, visualizzandone il lume interno, cosa non possibile con la RM, dove gli artefatti metallici dello stent cancellano il segnale all'interno dello stent stesso. Nello studio della pervietà intrastent la metodica di ricostruzione più adeguata è la MPR, eseguita lungo piani perpendicolari e longitudinali rispetto allo stent, l'unica capace di visualizzare in arterie così sottili il lume vascolare, evitando la sovrapposizione delle maglie metalliche dello stent.

## Angioscopia virtuale

L'angioscopia virtuale rappresenta l'ultima frontiera nello studio non invasivo delle strutture arteriose. I software a disposizione consentono ricostruzioni rapide e affidabili, grazie al notevole progresso tecnologico e informatico degli ultimi anni.

Sebbene la sua validazione sia ad oggi oggetto di studio, la navigazione virtuale endoluminale può fornire un valido contributo diagnostico in specifici quesiti clinici.

### Follow-up di pazienti con endoprotesi aortica

L'endoscopia virtuale può contribuire alla valutazione dei rapporti fra le maglie della protesi e la parete aortica nei punti di ancoraggio (Fig. 4). Ad esempio, fornisce precise misurazioni della distanza tra il colletto prossimale della protesi e le arterie renali (in endoprotesi aortiche addominali sottorenali) o i vasi epiaortici (in endoprotesi aortiche toraciche), informazione importante dato il rischio di disancoraggio e migrazione distale delle protesi. Inoltre, sembra essere una valida metodica di ricostruzione per valutare la pervietà delle arterie renali, che, in presenza di protesi ad ancoraggio transrenale, possono andare incontro a stenosi.

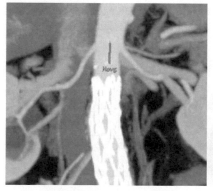 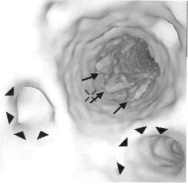

**Fig. 4.** Angioscopia virtuale nel follow-up di endoprotesi aortiche. La navigazione virtuale all'interno del lume vascolare rappresenta una metodica di ricostruzione relativamente semplice con l'utilizzo di software dedicati. L'angioscopia virtuale può essere utile nel follow-up delle endoprotesi aortiche per valutare, ad esempio, la distanza tra l'emergenza delle arterie renali (*punte di freccia*) e l'ancoraggio prossimale della protesi (*frecce*)

### Valutazione di origine e decorso del flap intimale in pazienti con dissecazione aortica

L'angioscopia virtuale fornisce immagini altamente suggestive del decorso del flap intimale e consente pertanto di identificarne l'origine rispetto ai tronchi epiaortici. Inoltre, permette di identificare l'origine di tutti i rami arteriosi collaterali aortici rispetto al lume falso; informazione fondamentale, in quanto l'origine di un ramo dal lume falso può causarne l'ostruzione per flusso rallentato e può pertanto determinare ipoperfusione degli organi a valle.

### Valutazione del lume parietale coronarico e follow-up di stent

Pochi dati sono oggi disponibili circa l'utilità dell'angioscopia virtuale nello studio delle arterie coronarie. Sono in fase di studio alcuni software dedicati che potrebbero fornire in modo semiautomatico informazioni su presenza di stenosi, morfologia e funzionalità coronarica, e pervietà di stent e bypass coronarici.

### Studio di stenosi delle carotidi interne

Lo studio delle stenosi carotidee si avvale delle stesse metodiche di ricostruzione sopra menzionate. Tuttavia, a questo livello, l'identificazione della stenosi e soprattutto la sua valutazione in termini di gravità possono essere difficoltose per la tortuosità del vaso. L'angioscopia virtuale sembra essere una valida metodica per misurare gravità ed estensione della stenosi e visualizzare morfologia e caratteristiche della placca ateromasica che la determina. Quest'ultima rappresenta un'informazione utile anche ai fini della pianificazione terapeutica, sia essa chirurgica o percutanea.

### Letture consigliate

Agatston AS, Janowitz WR, Hildner FJ et al (1990) Quantification of coronary artery calcium using ultrafast computed tomography. J Am Coll Cardiol 15:827-832
Bartolozzi C, Neri E, Bargellini I, Gianni C (2002) Aorta. In: Caramella D, Bartolozzi C (eds) 3D image processing. Techniques and clinical applications. Springer Berlin Heidelberg, pp 147-160
Cosottini M, Pingitore A, Puglioli M et al (2003) Contrast-enhanced three-dimensional

magnetic resonance angiography of atherosclerotic internal carotid stenosis as the noninvasive imaging modality in revascularization decision making. Stroke 34:660-664

Kim DY, Park JW (2005) Visualization of the internal carotid artery using MRA images. Magn Reson Imaging 23:27-33

Lau GT, Ridley LJ, Schieb MC et al (2005) Coronary artery stenoses: detection with calcium scoring, CT angiography, and both methods combined. Radiology 235:415-422

Napoli A, Fleischmann D, Chan FP et al (2004) Computed tomography angiography: state-of-the-art imaging using multidetector-row technology. J Comput Assist Tomogr 28 Suppl 1:S32-45

Neri E, Bargellini I, Rieger M et al (2005) Abdominal aortic aneurysms: virtual imaging and analysis through a remote web server. Eur Radiol 15:348-352

Sbragia P, Neri E, Panconi M et al (2001) [CT virtual angioscopy in the study of thoracic aortic dissection] Radiol Med (Torino) 102:245-249

Tatli S, Lipton MJ, Davison BD et al (2003) From the RSNA refresher courses: MR imaging of aortic and peripheral vascular disease. Radiographics 23 Spec No:S59-78

van Ooijen PM, Vliegenthart R, Witteman JC, Oudkerk M (2005) Influence of scoring parameter settings on Agatston and volume scores for coronary calcification. Eur Radiol 15:102-110

Wahle A, Olszewski ME, Sonka M (2004) Interactive virtual endoscopy in coronary arteries based on multimodality fusion. IEEE Trans Med Imaging 23:1391-1403

Zampa V, Bargellini I (2004) Sistema arterioso periferico. In: Lombardi M, Bartolozzi C (eds) Risonanza magnetica del cuore e dei vasi. Milano, Springer, pp 361-377

E. Neri, S. Giusti, D. Giustini

## Introduzione

La tomografia computerizzata (TC) è la metodica di elezione nello studio del torace. La scansione assiale permette infatti di visualizzare direttamente, senza problemi di sovrapposizione, le varie strutture mediastiniche con una risoluzione di contrasto nettamente superiore a quella della radiologia tradizionale. Inoltre, con un'unica esposizione, variando opportunamente i valori di finestra e i livelli, è possibile evidenziare tutte le componenti del torace (osso, tessuti molli, aria). La TC spirale permette l'acquisizione di un volume completo del torace durante una singola apnea, abbreviando notevolmente i tempi d'esame e riducendo la quantità di mezzo di contrasto endovenoso necessaria. Le apparecchiature multistrato con scansione volumetrica ad alta definizione offrono poi una rappresentazione del parenchima polmonare con una precisione paragonabile a quella delle sezioni anatomiche. Per queste caratteristiche, la TC ha semplificato notevolmente l'iter diagnostico nella valutazione della patologia toracica, ha ridotto le indicazioni degli esami angiografici e delle broncografie ed è pertanto la metodica che consente la migliore caratterizzazione anatomica del torace con elevata accuratezza diagnostica nel rilievo di molte patologie toraciche.

## Metodologia dell'acquisizione e dell'elaborazione

Possiamo distinguere due tecniche di esame: la TC spirale e la TC ad alta risoluzione (HRCT, *high resolution computed tomography*). La scelta tra le due è strettamente legata al quesito clinico.

Una prima operazione di elaborazione possibile sui dati grezzi TC è la generazione di immagini con campo di vista diverso da quello di acquisizione. È possibile ricostruire una regione di interesse del volume

E. Neri, P. Marcheschi, D. Caramella. *Produrre ed elaborare immagini diagnostiche*.
ISBN 978-88-470-1063-5. © Springer 2008

acquisito applicando la stessa matrice utilizzata per l'immagine nativa. Si ottiene così una migliore risoluzione spaziale che consente un'esaltazione dei dettagli anatomici. Il limite di quest'operazione è comunque rappresentato dalla grandezza dei detettori dell'apparecchiatura, che, allo stato dell'arte, raggiunge valori di circa 0,3-0,5 millimetri.

Una migliore definizione del parenchima polmonare, a parità di parametri tecnici impiegati, si ottiene con l'uso di particolari algoritmi ricostruttivi ad alta definizione (algoritmi di sharpening): questo procedimento aumenta la definizione a scapito del contrasto e quindi rende più difficoltoso il riconoscimento delle strutture mediastiniche. D'altra parte tali algoritmi consentono un'esaltazione dei margini delle strutture anatomiche; aumentando infatti il rumore dell'immagine, e quindi del torace, permettono il riconoscimento di eventuali noduli o micro noduli, ispessimenti e patologici dei setti interlobulari, il decorso dei piccoli bronchi segmentari e subsegmentari. Pertanto, ogni studio del torace deve prevedere l'uso di questi algoritmi, in combinazione con gli algoritmi che producono un effetto contrario, cioè riducono il rumore (algoritmi di smoothing), che verranno utilizzati invece nella rappresentazione del mediastino.

Nella TC del torace, l'uso del mezzo di contrasto è utile soprattutto nella valutazione della patologia vascolare, ma può aiutare anche nella caratterizzazione di lesioni solide. Un esempio pratico è rappresentato dallo studio di lesioni nodulari sospette, dove acquisizioni seriate a intervalli di tempo diversi, consentono di valutare l'impregnazione del mezzo di contrasto e costruire delle curve di "enhancement". Come regola generale, una lesione espansiva di carattere neoplastico presenta una significativa impregnazione contrastografica che può aiutare nella diagnosi differenziale con altri tipi di lesioni benigne. Ovviamente, l'uso del mezzo di contrasto è fondamentale nella valutazione delle strutture mediastiniche, essendo principalmente rappresentate da grossi vasi, che necessitano quindi di un'opacizzazione per esaltarne il contenuto e differenziarli dagli spazi mediastinici dove per esempio possono localizzarsi linfoadenopatie.

Una volta condotta l'acquisizione, è possibile avvalersi delle varie metodiche di ricostruzione, già descritte nella prima parte di questo libro di testo. In linea generale, le elaborazioni multiplanari vengono sempre utilizzate, come avviene più o meno in tutti gli altri distretti anatomici. Nel caso specifico del torace, trovano particolare applicazione le ricostruzioni multiplanari volumetriche, dove poi è possibile integrare gli algoritmi della massima e della minima intensità di proiezione (rispettivamente MIP e MinIP).

Gli algoritmi MIP consentono uno studio dedicato delle strutture vascolari, mentre quelli MinIP lo studio delle vie aeree. Pertanto, in molte
situazioni cliniche sono utilizzati entrambi gli algoritmi suddetti.

Recentemente hanno trovato grande interesse anche le possibili
applicazioni delle tecniche di volume rendering (VR), sia nella valutazione delle vie aeree, in quanto forniscono una specie di broncografia
virtuale, sia nella valutazione dell'aorta toracica. Più interessante, infine, è l'applicazione della broncoscopia virtuale di cui si tratterà più
avanti in questo capitolo.

Nello studio del torace in TC spirale esistono particolari programmi
differentemente denominati dalle varie ditte. Il "Pulmo-TC" consiste nel
condurre acquisizioni elicoidali su tre livelli rappresentativi, sotto controllo spirometrico, per determinare la media della densità polmonare
con relativo istogramma. Il programma "TC dinamico respiratorio" consiste nell'acquisizione di immagini durante la manovra di capacità vita-
le forzata. Vengono eseguite più acquisizioni dello spessore di 3 mm a
un livello preordinato, senza movimento del tavolo. Il paziente è istruito a effettuare un respiro molto profondo seguito da un'espirazione forzata. L'acquisizione inizia 2-3 secondi prima della fine dell'inspirazio-
ne e termina 1-2 secondi dopo la fine dell'espirazione forzata, con durata massima di 10-20 secondi. Ogni immagine è ricostruita con dati parziali (0,67 sec e 140° di rotazione), con algoritmo ricostruttivo osseo,
valori di finestra di circa 1000 HU e livello -700/-800 HU.
Successivamente vengono calcolate le curve di attenuazione temporale
della densità polmonare.

La tecnica ad alta risoluzione (HRCT) viene usata per lo studio del
parenchima polmonare e delle vie aeree e non prevede l'uso di mezzo di
contrasto per via endovenosa. Lo spessore di strato utilizzato è 1 mm, la
matrice 512x512, l'algoritmo di ricostruzione è ad alta frequenza spaziale (filtro osseo o algoritmo di sharpening). Nei casi in cui esiste il
sospetto clinico di alterazioni delle vie aeree (ad es., bronchiectasie) o
di una malattia diffusa del parenchima polmonare (ad es., fibrosi) le
scansioni, dello spessore di 1 mm, con intervallo di 1 cm tra uno strato
e l'altro, iniziano dagli apici polmonari e terminano al diaframma, per
un totale di 20-25 scansioni.

Successivamente, dai dati grezzi, è possibile applicare zoom o target
ricostruttivi per l'esaltazione di specifiche regioni polmonari, anche se è
sempre raccomandabile mantenere una rappresentazione globale di tutto
il parenchima polmonare. I valori della finestra di visualizzazione devono essere elevati, ampiezza 1600HU, livello -500 HU, per rappresentare

contemporaneamente le varie strutture. Dal momento che molte patologie interstiziali possono interessare contemporaneamente anche il mediastino (sarcoidosi) o la pleura (asbestosi), è opportuno avere documentazione anche con finestra mediastinica, ampiezza 350 HU, livello 50 HU, purché dai dati grezzi sia stata condotta una nuova ricostruzione delle scansioni con il filtro delle parti molli o standard, in quanto l'algoritmo ricostruttivo osseo, aumentando il contrasto, fornisce una cattiva rappresentazione delle strutture mediastiniche.

In generale, le scansioni vengono acquisite in apnea inspiratoria, ma talvolta, per dimostrare l'intrappolamento aereo dovuto ad alterazioni delle grosse o piccole vie aeree, è necessario eseguire scansioni in apnea espiratoria (in espirio) condotte a 3 livelli: arco aortico, carena e 2 cm sopra l'emidiaframma destro.

Recentemente è stata valorizzata la possibilità di uno studio spirale a strato sottile (*volumetric high resolution* CT, VHRCT) nella patologia focale e diffusa del polmone, esigenza nata nel tentativo di superare alcuni limiti dell'HRCT convenzionale (differente ampiezza degli atti respiratori del paziente, difficile differenziazione dei noduli con i piccoli vasi periferici, sensibilità agli artefatti da movimento). Dunque, in casi selezionati può essere utile eseguire acquisizioni volumetriche aggiuntive a strato sottile limitate alle regioni di interesse (spessore di strato 1 mm, intervallo di ricostruzione $\le 1$).

Quest'ultima modalità di acquisizione consente di ottenere volumi a elevata risoluzione spaziale, sui quali possono essere applicate tecniche di ricostruzione volumetrica. Come già spiegato in questo paragrafo, le tecniche utilizzate sono le multiplanari bidimensionali e volumetriche, sulle quali è possibile applicare gli algoritmi MIP e MinIP.

La ricostruzione MIP è superiore all'HRCT tradizionale nell'identificazione delle diramazioni vascolari periferiche, nell'evidenziazione di bronchi e/o bronchioli dilatati e ripieni e sopratutto nel rilevamento di alterazioni micronodulari; è tuttavia inferiore nella visibilità delle scissure, dei setti interlobulari e di alterazioni reticolari. La ricostruzione MinIP è invece superiore all'HRCT nella valutazione di: lume delle vie aeree, enfisema, vetro smerigliato, oligoemia a mosaico, cisti. Inoltre, l'acquisizione volumetrica permette di avere una maggior confidenza diagnostica nell'identificazione di bronchiectasie con decorso perpendicolare od obliquo al piano di scansione, grazie peraltro alla possibilità di seguire ricostruzioni multiplanari e volumetriche (MPR/MPVR) oblique lungo il decorso bronchiale. Nel sospetto di patologia bronchiectasica cistica, le ricostruzioni multiplanari sono in grado di dimostrare in maniera ottimale la stretta contiguità tra cisti e bronchi prossimali. Mediante acquisizione volumetrica è inoltre più semplice effettuare una diagnosi differenziale tra riempimento bronchiale mucoide e patologia nodulare. Lo stesso vale per la patologia focale del polmone, dove la VHRCT consente di acquisire rapidamente scansioni multiple in un'unica apnea e di effettuare ricostruzioni multiplanari, utili nella visualizzazione della piccola scissura, nello studio dei carcinomi periferici (miglior visualizzazione dei rapporti con i bronchi satelliti e pleura) e nella visualizzazione di strutture bronchiali normali o patologiche (identificazione, decorso e pervietà). Lo studio volumetrico permette inoltre un'ottimale definizione della densità nodulare grazie alla valutazione della lesione sul piano equatoriale; a tale livello la misurazione ottenuta (in HU) riproduce fedelmente i reali valori di densità del nodulo.

Dal punto di vista dosimetrico, alcuni studi hanno dimostrato come la dose totale della VHRCT all'interno di uno stesso volume esaminato sia superiore a quella dell'HRCT. Tale constatazione ha indotto la messa a punto di un protocollo a bassa dose con risultati preliminari incoraggianti.

## Un'applicazione particolare: la valutazione dell'enfisema

È nota la scarsa sensibilità della radiologia tradizionale nello studio della patologia diffusa polmonare, specie per quanto riguarda il rilievo dei segni precoci di malattia, l'inquadramento e la differenziazione delle varie componenti parenchimali (interstiziale o alveolare) e la valutazione dell'evoluzione del quadro. Nonostante i suoi limiti, la radiografia del torace mantiene un ruolo di prima istanza nello studio delle malattie del parenchima polmonare e la TC ne rappresenta spesso un necessario completamento, soprattutto con la tecnica HRCT.

L'enfisema polmonare è definito come una dilatazione permanente degli spazi aerei distali al bronchiolo terminale, con distruzione delle sue pareti. La radiologia tradizionale in questi casi è in grado di evidenziare con una buona sensibilità e specificità le alterazioni enfisematose di grado avanzato, ma non l'enfisema di media o lieve entità, che non provoca reperti che possono essere rilevati con questa metodica. L'HRCT è senza dubbio sensibile nel rilevare le alterazioni enfisematose iniziali che si manifestano, caratteristicamente, con riduzione della densità accompagnata a modificazioni della componente vascolare e ad aumento del volume polmonare per incremento del contenuto aereo e consente di valutare l'estensione e la gravità della malattia. La riduzio-

ne della densità polmonare è più facile da rilevarsi, con la TC, quando
le alterazioni enfisematose sono limitate ad aree circoscritte e circonda-
te da parenchima sano.

Alcuni autori hanno confrontato le immagini coronali ottenute con
TC spirale multistrato e ricostruite con tecnica MIP con le immagini
assiali condotte con tecnica HRCT. La conclusione è stata che le immagini coronali fornivano le stesse informazioni diagnostiche delle immagini assiali HRCT, soprattutto in caso di valutazione di patologia enfise-
matosa.

Secondo la nostra esperienza, le ricostruzioni MPR non aggiungono
ulteriori informazioni rispetto alle scansioni assiali HRCT, ma sia le ricostruzioni coronali che quelle sagittali sono comunque di aiuto nel definire la distribuzione e l'estensione dell'enfisema, soprattutto nei pazienti
candidati alla riduzione chirurgica del volume polmonare (Fig. 1).

## Lo studio dell'arteria polmonare

L'avvento della TC ha notevolmente migliorato e semplificato lo studio
del mediastino per la possibilità di riconoscere direttamente le principali strutture vascolari, soprattutto grazie all'uso del mezzo di contrasto,
utile per il riconoscimento dell'anatomia normale e di patologie vascolari primitive (aneurismi), anomalie vascolari e fenomeni tromoboembo-
lici. È proprio in caso di embolia polmonare (trombosi primitiva dell'arteria polmonare nella maggior parte dei casi dovuta a una trombosi dei

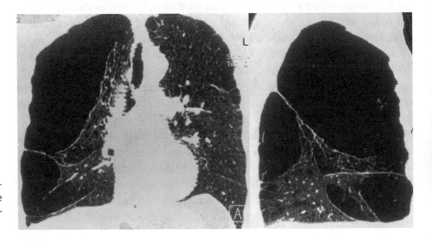

Fig. 1. La distribuzione dell'enfisema è ben apprezzabile nelle
MinIP (*minimum intensity projection*) coronali e sagittali

vasi venosi periferici profondi) che si ricorre più frequentemente alle tecniche di ricostruzione, sebbene sia ormai riconosciuto che le singole immagini assiali sono più che sufficienti al medico radiologo per porre la diagnosi. In alcuni casi però può risultare particolarmente difficoltoso visualizzare i rami a decorso obliquo dell'arteria polmonare, come ad esempio i rami segmentari del lobo medio e della lingula. In questi casi è possibile ricorrere alle ricostruzioni MPR condotte proprio su quei piani obliqui al fine di riuscire a seguire fin dalla loro origine i vasi in esame differenziandoli dalle strutture venose (Fig. 2).

## Trachea, bronchi e broncoscopia virtuale

Lo studio della trachea con TC non presenta particolari difficoltà tecniche, sebbene si debba prestare attenzione al passaggio in corrispondenza dello stretto toracico superiore, dove possono essere presenti artefatti da indurimento del fascio radiante legati alla interposizione del cingolo scapolo omerale. Le problematiche cliniche per cui può essere richiesta una valutazione dedicata del lume tracheale sono rappresentate, nella maggior parte dei casi, da quadri stenotici di cui deve essere chiarita la natura e quantificata l'entità. A tal fine l'acquisizione deve essere condotta ad alta risoluzione.

Una volta condotta l'acquisizione, possono essere utilizzate le metodiche di elaborazione note. Come prima valutazione, le ricostruzioni MPR, condotte sui piani coronale, e soprattutto sagittale, consentono di seguire il decorso della trachea e valutare quindi l'estensione longitudinale di una stenosi. Tali ricostruzioni hanno il vantaggio di evidenziare i rapporti tra la causa della compressione sul lume tracheale (un gozzo tiroideo o altre formazioni espansive del collo) e l'effetto in termini di entità della stenosi (Fig. 3).

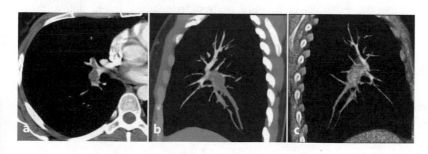

Fig. 2. Esempio di embolia polmonare: immagine assiale (**a**), MIP (**b**), VR (**c**)

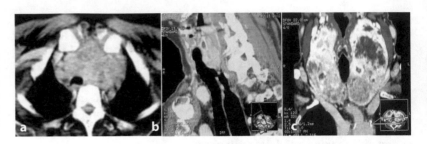

Fig. 3. TC del collo che evidenzia nella scansione assiale (**a**) un voluminoso gozzo tiroideo multinodulare affondato nel mediastino; ricostruzioni nei diversi piani dello spazio: sagittale (**b**) e coronale (**c**)

Una particolare applicazione nello studio della trachea è quella delle tecniche di VR. Esse consentono la generazione di modelli tridimensionali che rappresentano la trachea e grossi bronchi, fino ai rami segmentari, simulando una broncografia. Il modello viene ottenuto semplicemente selezionando opportuni intervalli di densità, che nel caso specifico saranno rappresentati dall'aria contenuta all'interno delle vie respiratorie. Selezionando tale intervallo, le curve di opacità e trasparenza verranno quindi opportunamente modulate per visualizzare sostanzialmente l'interfaccia tra l'aria e la parete trachebronchiale. Sulle stazioni di elaborazione odierne esistono comunque già dei protocolli di ricostruzione preimpostati che consentono la generazione automatica di questi modelli tridimensionali.

Un'ultima interessante applicazione dello studio delle vie respiratorie quella dell'endoscopia virtuale. L'applicazione della prospettiva endoscopica allo studio delle vie aeree è piuttosto semplice in quanto il software utilizza l'interfaccia tra aria e parete opposta per la segmentazione del volume di acquisizione. Una volta selezionato l'intervallo opportuno di densità, la navigazione può essere condotta dalla trachea alle più fini diramazioni bronchiali. Anche per questo tipo di ricostruzioni esistono già dei protocolli preimpostati all'interno delle stazioni di lavoro che consentono quindi di ottenere immediatamente la prospettiva desiderata senza dover operare particolari segmentazioni del volume. Resta inteso che sia il tecnico di radiologia, sia il medico radiologo, devono conoscere i principi che conducono alla realizzazione di questi modelli tridimensionali per riconoscere gli aspetti tecnici che possono influenzare la qualità della diagnosi.

La selezione dei parametri più efficaci al fine di assicurare la migliore resa dell'endoscopia bronchiale virtuale non è stata ancora standardizzata: essa dipende, tra l'altro, dalle caratteristiche tecniche delle apparecchiature impiegate, dal tipo e dalla topografia delle lesioni, dalla collaborazione del paziente e dall'esperienza dell'operatore. Tra i problemi che non hanno ancora trovato soluzione sono compresi gli artefatti dovuti alla cinesi cardiaca, che si trasmette alle strutture circostanti e in particolare alla lingula. Artefatti possono interessare anche la trachea e i bronchi di maggior calibro a causa delle pulsazioni cardiache trasmesse all'aorta. Nella ricostruzione endoscopica, questi artefatti si manifestano con un disegno interno simile a quello degli anelli cartilaginei della trachea: si possono però distinguere da questi in quanto appaiono comunque orizzontali nella direzione della sezione e in quanto sono riconoscibili anche al di là della biforcazione tracheale, in corrispondenza della superficie interna dei bronchi.

I vantaggi della broncoscopia virtuale rispetto a quella tradizionale consistono nel fatto che essa non è invasiva, non richiede sedazione o anestesia generale, consente di esaminare i tratti stenotici e di oltrepassarli, valutando le vie aeree distali all'ostruzione; essa, inoltre, fornisce la visualizzazione contemporanea delle strutture mediastiniche, offrendo la possibilità di identificare l'origine endo- o esobronchiale delle neoformazioni e consentendo di stabilire i rapporti delle lesioni endobronchiali con la parete e l'esatta base di impianto. A fronte di questi vantaggi, permangono numerosi limiti della broncoscopia virtuale, che rendono comunque insostituibile la broncoscopia tradizionale, quali la staticità dell'esame e l'impossibilità di valutazione dello stato della mucosa (variazioni di colore, infiltrazione, consistenza) che comporta, ad esempio, problemi di diagnosi differenziale tra lesioni vegetanti della mucosa e pseudolesioni dovute alla presenza di muco; inoltre, la broncoscopia virtuale non permette l'esecuzione del campionamento bioptico ed espone il paziente a radiazioni ionizzanti.

La broncoscopia virtuale con TC trova un valido ruolo applicativo nei casi in cui per motivi clinici è impossibile eseguire la broncoscopia convenzionale; essa può contribuire in modo rilevante alla diagnostica delle alterazioni complesse della pervietà delle vie aeree maggiori, con particolare riguardo alle stenosi più serrate, e pertanto la tecnica può trovare applicazione in fase di pianificazione preoperatoria (procedure mini-invasive) e nel follow-up postoperatorio (ad esempio dopo i trapianti) e postradioterapico. Essa inoltre può divenire importante supporto diagnostico per la valutazione delle affezioni polmonari in età pediatrica.

## Letture consigliate

Boiselle PM, Armin E (2002) Recent advances in central airway imaging. Chest 121:1651-1660

Calhoun PS, Kuszyk B, Heath DG et al (1999) Three-dimensional volume rendering of spiral CT data: theory and method. RadioGraphics 19:745–764

Hu H (1999) Multi-slice helical CT: scan and reconstruction. Med Phys 26:5–18

Naidich DP, Gruden JF, Mc Guinness G et al (1997) Volumetric (helical/spiral) CT (VCT) of the airways. J Thor Imaging 12:11-28

Remy-Jardin M, Remy J, Artaud D et al (1998) Tracheobronchial tree: assessment with volume rendering–technical aspects. Radiology 208:393–398

Rogalla P, Terwisscha van Scheltinga J, Hamm B, eds (2001) Virtual endoscopy and related 3D techniques. Springer-Verlag, Berlin

## Apparato muscolo-scheletrico

# 11

F. Paolicchi, M. Oliva, A. Paolicchi

## Introduzione

Nella valutazione dell'apparato muscolo-scheletrico la tomografia computerizzata (TC) fornisce importanti informazioni che rappresentano spesso il completamento di un percorso diagnostico iniziato con la radiografia (RX) tradizionale. Quando l'RX non consente di porre una diagnosi certa, la TC ricopre un ruolo fondamentale, soprattutto se a integrazione dell'esame vengono utilizzate metodiche di elaborazione bidimensionale e tridimensionale delle immagini. Queste tecniche sono impiegate nello studio di patologie del bacino, della spalla, della caviglia e del ginocchio. Le situazioni cliniche di più frequente applicazione includono i traumi, la patologia oncologica espansiva e le malattie degenerative.

Per ottenere elaborazioni affidabili è necessaria un'adeguata acquisizione, legata essenzialmente ai seguenti parametri: posizione del paziente, spessore di strato, intervallo tra gli strati e dose radiante. L'esecuzione dell'esame deve essere ottimizzata utilizzando protocolli di acquisizione specifici e parametri tecnici adeguati con il fine di eliminare tutti i possibili artefatti che potrebbero influire negativamente sull'elaborazione dell'immagine.

In generale, dopo che sono state acquisite le immagini TC, nella workstation dedicata vengono selezionate e caricate tramite l'applicazione software scelta solo le immagini relative al segmento anatomico che interessa ricostruire. Viene quindi scelta l'opzione di ricostruzione del tessuto osseo già predefinita dal sistema, che quindi elabora l'immagine.

Vi sono diverse possibilità di rielaborazione, ma quelle più utilizzate nella patologia muscolo-scheletrica sono le ricostruzioni tridimensionali di superficie (*shaded surface display*, SSD) e di volume (*volume*

E. Neri, P. Marcheschi, D. Caramella. *Produrre ed elaborare immagini diagnostiche*.
ISBN 978-88-470-1063-5. © Springer 2008

*rendering*, VR) e le ricostruzioni *maximum intensity projection* (MIP), e come in altri distretti le ricostruzioni multiplanari (MPR).

## Spalla

L'impiego della TC nella valutazione della complessa anatomia dell'articolazione gleno-omerale richiede una tecnica appropriata di acquisizione. Il paziente va posto in posizione supina con l'area da esaminare al centro del gantry. In questi casi, infatti, non è necessario ottenere un'immagine comparativa con la spalla controlaterale. Una volta posizionato e immobilizzato il paziente, si acquisisce un radiogramma (*scout view*) digitale in antero-posteriore sul quale verranno poi orientate le scansioni assiali che dovranno essere in numero sufficiente a coprire tutta la porzione articolare. Si esegue la prima scansione a livello della porzione inferiore della cavità glenoidea della scapola, si procede poi con successione degli strati in senso caudo-craniale fino a comprendere in alto anche il processo acromiale e l'articolazione acromion-claveare.

Le fratture della scapola spesso sono misconosciute all'esame radiografico tradizionale, ma la TC spirale con VR è estremamente sensibile nella loro dimostrazione e caratterizzazione. Spesso si associano contusione polmonare (è consigliato quindi uno studio TC torace), frattura della clavicola e alterazioni vascolari (che vengono ben rappresentate con le ricostruzioni di VR). Possono anche essere presenti grossolane formazioni ascessuali nei tessuti molli la cui estensione deve essere valutata correttamente; in quest'ultimo caso sono particolarmente utili le ricostruzioni di VR (Fig. 1).

Le ricostruzioni 3D sono inoltre molto utili nel valutare le fratture dell'omero prossimale in quanto sono in grado di mostrare il rapporto spaziale tra i frammenti; in particolare, il numero dei frammenti e il loro grado di scomposizione sono fattori critici nel determinare se la frattura può essere trattata chirurgicamente.

Nello studio dell'articolazione scapolo-omerale possono essere molto utili le ricostruzioni MPR condotte sul piano coronale, che rivelano i rapporti tra testa omerale e cavità glenoidea della scapola; esse consentono inoltre di valutare lo spazio sub-acromion deltoideo (sede di calcificazioni in caso di rottura della cuffia dei rotatori). Comunque, per la valutazione delle componenti articolari interessate da eventi patologici sia acuti che cronici causa spesso di instabilità anteriori di spalla, è

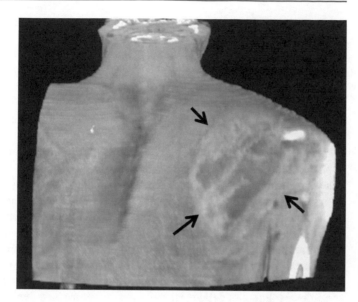

Fig. 1. Ricostruzione con tecnica VR di una formazione ascessuale di spalla (*frecce*)

necessario ricorre alla artro-TC, utilizzando preferibilmente un doppio contrasto. Per ottenere un doppio contrasto si introducono in cavità articolare 2 ml circa di mezzo di contrasto iodato idrosolubile seguiti da 10-15 ml di aria per distendere la cavità articolare. L'efficienza di questo accoppiamento risiede nel fatto che l'aria iniettata delinea il labbro glenoideo anteriore e posteriore, rendendo possibile una migliore dimostrazione nelle immagini TC anche di sottili modificazioni traumatiche. Per questo studio il paziente viene posizionato supino all'interno del gantry con il braccio in esame in posizione neutra per permettere all'aria di risalire e migliorare la visualizzazione del profilo del labbro anteriore; per valutare il labbro posteriore il braccio viene ruotato esternamente (oppure il paziente viene posizionato in posizione prona) per forzare l'aria a spostarsi posteriormente.

## Bacino

Il protocollo di studio TC multistrato consente l'acquisizione diretta, senza piani particolari di scansione, di un volume a elevata risoluzione spaziale, ideale per le elaborazioni 3D; unico accorgimento necessario è l'impostazione dell'algoritmo di ricostruzione per osso nella valutazione delle fratture e dell'algoritmo per tessuti molli quando è necessaria una valutazione delle componenti articolari e muscolari.

L'impostazione di un esame TC del bacino e delle articolazioni coxo-femorali non necessita inoltre di particolari accorgimenti tecnici nel posizionamento del paziente: è sufficiente che il paziente sia supino sul lettino con gli arti inferiori leggermente intraruotati e rotule allo zenith.

Le immagini TC possono essere elaborate per rappresentare il distretto anatomico grazie alle MPR, che permettono di visualizzare sezioni del volume, oltre che in coronale e sagittale, anche secondo piani obliqui, selezionabili a piacere. Le MPR si ottengono tracciando sull'immagine di riferimento (generalmente assiale) la linea del nuovo piano di sezione che si vuole realizzare. Se è vero che la ricostruzione bidimensionale ha migliorato la qualità dell'indagine, permettendo di individuare particolari importanti che possono modificare le scelte chirurgiche, come frammenti intra-articolari o impattati, comminuzione dei frammenti e coinvolgimenti traumatici delle parti molli perischeletriche e degli organi pelvici, tuttavia essa non chiarisce al chirurgo le informazioni sulla dislocazione e la grandezza dei frammenti, i rapporti con l'articolazione, l'estensione della rima di frattura e dell'eventuale coinvolgimento delle articolazioni sacro-iliache o della sinfisi pubica, l'individuazione delle forze e dei vettori che hanno determinato la lesione.

Si possono ottenere immagini 3D con tecniche di tipo proiettivo, come le MIP o con tecniche prospettiche di superficie (SSD) e di volume (VR). Le MIP possono facilitare l'individuazione di piccoli frammenti ossei nei tessuti molli e il decorso della rima di frattura. Il VR fornisce una migliore valutazione delle fratture complesse, pluriframmentarie e scomposte, mostrando il decorso della frattura, il numero dei frammenti e il grado di scomposizione (Fig. 2). Nelle elaborazioni 3D si ha anche la possibilità di asportare virtualmente segmenti scheletrici, consentendo, come nel caso della rimozione della testa del femore, una migliore visualizzazione della rima di frattura all'interno della cavità acetabolare. La ricostruzione 3D è quindi fondamentale nelle fratture dell'acetabolo e dell'arco pelvico in quanto permette una valutazione globale della lesione per determinare la via di accesso chirurgica, la chiave di riduzione della frattura e la migliore strategia per eseguire l'osteosintesi.

La TC spirale con ricostruzioni VR è molto utile anche in caso di infezioni, in particolare nel determinare quali compartimenti siano inte-

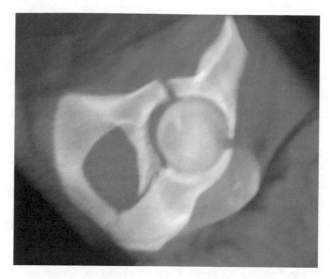

Fig. 2. Ricostruzione con tecnica
VR di una frattura acetabolare

ressati (fasce, osso, sottocute). In caso di osteomielite, il VR viene utilizzato per valutare la corticale ossea e l'interessamento dei tessuti
molli.

## Ginocchio

La corretta impostazione dell'esame TC del ginocchio è di fondamentale importanza per ottenere immagini di elevata qualità diagnostica e tali
da permettere un'ampia esplorazione articolare mettendo bene in evidenza sia le componenti ossee e cartilaginee che le strutture legamentose e
tendinee. L'alta risoluzione spaziale (ottenibile con TC multistrato) offre
il vantaggio di poter visualizzare anche piccole formazioni con limitata
estensione. L'esame deve essere eseguito a paziente supino con l'arto in
esame posto al centro del gantry. L'arto deve essere immobilizzato usando adeguati mezzi di contenzione come cinghie di fissaggio e supporti in
plastica. I sostegni devono permettere l'appoggio plantare fisiologico e in
supinazione, sia della gamba che della coscia; nel cavo popliteo occorre
sistemare un materiale plastico cedevole in grado di imporre all'arto in
esame una leggera semiflessione. L'arto controlaterale viene sospeso e
fissato con la collaborazione del paziente in modo da impedire un'ecces-
siva resistenza all'avanzamento del lettino porta-paziente. La scelta del

piano di scansione per quanto riguarda il centraggio viene determinata individuando su un'immagine digitale (*scout view*) la zona di interesse che va da alcuni mm distalmente all'epifisi tibiale prossimale fino al margine superiore della rotula. Il gantry dovrà essere inclinato in modo che la scansione risulti parallela al piano di inclinazione del piatto tibiale. Una volta effettuata l'acquisizione, la generazione delle immagini native assiali viene ottenuta con un opportuno algoritmo di ricostruzione (variabile per ogni singola apparecchiatura) che meglio evidenzia strutture quali i menischi, i legamenti, i tendini, la rotula. L'esame viene documentato sia con la finestra per parti molli, sia per la parte ossea.

A livello del ginocchio le ricostruzioni 3D vengono effettuate principalmente per la valutazione preoperatoria di fratture e lussazioni. Questo tipo di ricostruzioni non è purtroppo efficace nei paziente con protesi in quanto danno origine ad artefatti. Esistono diverse possibilità di rielaborazione, ma quelle più usate nel ginocchio sono le SSD e il VR. Le immagini VR sono fondamentali per identificare e quantificare le depressioni del piatto tibiale e per lo studio dei legamenti. Durante la rielaborazione 3D è possibile scegliere dei piani di taglio che permettono di entrare nel modello da rielaborare e che possono essere utili per isolare una struttura ossea da un'altra. Con le tecniche di VR, inoltre, è possibile studiare in successione strutture con diversa densità applicando a ognuna un diverso colore in modo da ottenere un'immagine complessiva che consente un immediato riconoscimento delle diverse strutture ricombinate tra di loro.

In tutti i programmi di rielaborazione le immagini assiali acquisite possono essere "ripulite", tramite l'impiego di sistemi di *editing*, dalle strutture che non devono far parte della ricostruzione. Per la ricostruzione vengono utilizzate tutte le immagini, successivamente si sceglie l'opzione per la ricostruzione 3D del solo osso. Si deve infine ricordare il ruolo importante delle MPR. Esse vengono utilizzate soprattutto nello studio dei legamenti crociati e dei menischi quando sono necessari piani aggiuntivi di visualizzazione.

## Caviglia e piede

La TC della caviglia, oltreché lo studio della componente ossea, può consentire una valutazione delle strutture tendinee grazie all'ottimale risoluzione di contrasto esistente tra tali strutture e i tessuti molli circostanti.

Per un adeguato esame TC della caviglia e del piede è essenziale un corretto posizionamento dell'arto inferiore nel gantry. Resta ancora da chiarire se la TC con scansioni assiali dirette possa essere sostituita dall'acquisizione volumetrica multistrato. Con tecnica convenzionale si acquisiscono immagini sui piani assiale e coronale. Le immagini assiali sono ottenute con il paziente in posizione supina, piede fissato mediante opportuni supporti e cinghie al lettino porta-paziente in posizione perpendicolare al tavolo con gli alluci uniti e ginocchia completamente distese. Il fascio di radiazione è diretto parallelamente alla pianta del piede. Mediante radiogramma digitale in proiezione laterale si centrano i piani delle scansioni traverse al fine di ottenere immagini parallele alle articolazioni sottoastragaliche. Per le immagini coronali, le ginocchia sono flesse e il piede è posizionato in appoggio plantare piatto sul lettino angolando il gantry onde consentire piani di scansione perpendicolari alle precedenti assiali. Le sezioni coronali sono ottenute con il fascio di radiazioni diretto sul dorso del piede. Lo scanogramma laterale aiuta a stabilire il grado di inclinazione del gantry necessario. Le immagini sagittali sono solitamente generate utilizzando tecniche MPR (Fig. 3). In tutti i piani, le immagini sono acquisite utilizzando sezioni contigue di 3 mm. Per le ricostruzioni 3D si richiedono sezioni contigue di 1,5 o 2 mm, ma possono essere usate anche sezioni di 5 mm con una sovrapposizione di 3 mm.

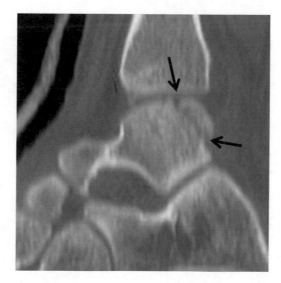

Fig. 3. Ricostruzione MPR di una frattura astragalica (*frecce*)

Lo studio TC sarà considerato completo quando con le scansioni assiali si otterrà la visualizzazione del tratto compreso tra l'articolazione tibiotarsica e l'inserzione distale del tendine di Achille, e con quelle coronali del tratto tra articolazione astragalo-scafoidea e sotto-astragalica posteriore. Per lo studio dell'avampiede è preferibile utilizzare scansioni coronali che meglio rappresentano i reali rapporti anatomici tra le varie strutture scheletriche e muscolo-tendinee. L'impiego del mezzo di contrasto intra-articolare è riservato a casi selezionati di patologia condrale e osteocondrale sia dell'articolazione tibio-tarsica che sotto-astragalica posteriore.

La TC può essere richiesta per meglio valutare la posizione dei frammenti comminuti di una frattura complessa, per esempio a livello della tibia distale (Fig. 4), dell'astragalo e del calcagno.

Un capitolo a sé riguarda lo studio del calcagno, dove possono essere particolarmente utili le ricostruzioni MPR e di VR; si tratta di situazioni in cui è presente frattura. Le fratture del calcagno possono interessare la porzione centrale, detta talamica, o le porzioni periferiche rappresentate dalle superfici mediale e laterale. In questi casi, dopo l'acquisizione, si deve necessariamente procedere alle elaborazioni, che consentiranno di comprendere sulle MPR sagittali se c'è affondamento talamico, e con le ricostruzioni di VR se c'è interessamento delle pareti mediale e laterale, oltreché determinare il numero dei frammenti; queste informazioni modificheranno in maniera significativa l'approccio chirurgico (Figg. 5, 6).

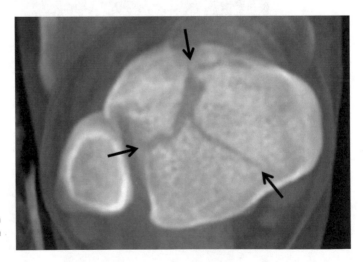

Fig. 4. Ricostruzione con tecnica VR di una frattura distale di tibia vista dall'alto

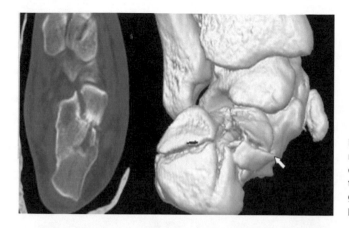

**Fig. 5.** Frattura del calcagno. La ricostruzione 3D di surface rendering evidenzia l'interessamento della parete laterale del calcagno (*freccia*) e della tuberosità posteriore

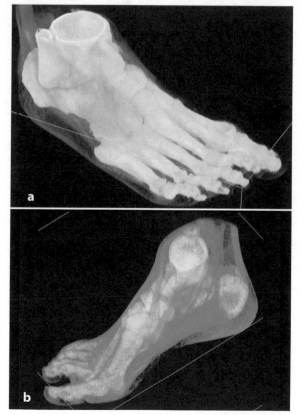

**Fig. 6.** Ricostruzione di volume rendering del piede. Attraverso le variazioni di opacità è possibile rappresentare selettivamente la componente ossea (**a**) o aggiungere quella muscolo-tendinea (**b**)

## Letture consigliate

Calhoum PS, Kuszyk BS et al (1999) Three-dimensional volum rendering of spiral CT data: theory and method. RadioGraphics 19:745
Choplin RH, Buckwalter K (2004) CT with 3D rendering of the tendons of the foot and ankle: Technique, normal anatomy, and disease. RadioGraphics 24:343-356
Pretorius ES,. Fishman EK (1999) Volume rendered three-dimensional spiral CT: muscolo-skeletal application. RadioGraphics 19:1143-1160

# Apparato digerente

# 12

E. Neri, S. Giusti, F. Cerri, F. Turini

## Introduzione

L'applicazione delle tecniche di elaborazione delle immagini allo studio dell'apparato digerente è piuttosto consolidata in molte situazioni cliniche. L'interesse verso tali tecniche nasce dall'uso ormai costante della tomografia computerizzata (TC), e piuttosto frequente della risonanza magnetica (RM) nella valutazione sia del tubo digerente, sia dei parenchimi come il fegato e il pancreas.

Ai fini dell'elaborazione delle immagini del tubo digerente, il presupposto è che vi sia un'adeguata distensione dell'organo. Questa può essere ottenuta attraverso l'aria o l'acqua. Il viscere, inoltre, deve essere adeguatamente "rilassato" per ottenere la maggiore distensione possibile, e tale risultato viene raggiunto mediante l'utilizzo di farmaci cosiddetti miorilassanti o ipotonizzanti. Nella valutazione del fegato e del pancreas è invece importante un'adeguata opacizzazione dell'organo, resa possibile soltanto dalla somministrazione endovenosa di mezzo di contrasto iodato. L'aumento di densità selettivo, che può essere ottenuto per il parenchima o per le strutture vascolari affluenti e efferenti, consente un'adeguata segmentazione di tali strutture che possono essere quindi tra loro discriminate e rappresentate separatamente nei modelli tridimensionali.

Le tecniche di elaborazione utilizzate per la valutazione dell'apparato digerente sono pressoché tutte quelle esposte nella parte tecnica di questo libro di testo. Le metodiche multiplanari (multi-planar reconstruction, MPR) sono di fatto sempre utilizzate; gli algoritmi della massima intensità di proiezione (MIP) e il rendering volumetrico (VR) vengono utilizzati principalmente per lo studio delle strutture vascolari; l'endoscopia virtuale per la valutazione del tubo digerente. Si fornisce qui solo una descrizione sommaria del loro utilizzo; l'applicazione nella pratica diagnostica subisce infatti variazioni in funzione della problema-

E. Neri, P. Marcheschi, D. Caramella. *Produrre ed elaborare immagini diagnostiche*. ISBN 978-88-470-1063-5. © Springer 2008

tica clinica. Nei successivi paragrafi si cercherà di fornire alcune linee guida sull'uso ragionato di queste metodiche, che insieme a un'adeguata tecnica di acquisizione volumetrica, consentono di aggiungere informazioni importanti ai fini della diagnosi radiologica.

## Esofago

Nella valutazione dell'esofago si utilizza sempre la radiologia tradizionale, che rimane la metodica di prima istanza e nella maggior parte dei casi quella conclusiva e diagnostica. L'applicazione della TC è stata descritta nella valutazione della patologia endoluminale, che determina stenosi del lume. Insieme all'acquisizione volumetrica, condotta dopo ipotonizzazione farmacologica e assunzione orale di polveri gassose, il lume dell'organo opportunamente disteso può essere valutato con elaborazioni MPR sui piani coronale e sagittale o con l'endoscopia virtuale Quest'ultima consente di fatto una magnificazione (ingrandimento elettronico) del dettaglio anatomico, e permette quindi di valutare molto da vicino la patologia occupante il lume. Non sono comunque confermati in letteratura i dati relativi alla sua reale utilità, ma esistono unicamente report di fattibilità.

## Stomaco

Anche nel caso dello stomaco si utilizzano di fatto gli stessi principi validi per l'esofago: l'acquisizione volumetrica, l'ipotonizzazione farmacologica, l'adeguata distensione con polveri gassose o con una soluzione acquosa di mezzo di contrasto. La reale utilità delle metodiche di elaborazione di immagini è ancora dubbia, in quanto sia la radiologia tradizionale, sia la valutazione endoscopica consentono di raccogliere tutte le informazioni utili alla diagnosi. Il ruolo delle metodiche tomografiche entra in gioco soltanto quando si debba valutare l'interessamento extraluminale da parte della patologia occupante il lume. Pertanto, se l'endoscopia virtuale può essere utilizzata per correlare la metodica tomografica con il dato dell'endoscopia reale, più interessanti e utili sono le ricostruzioni MPR, che forniscono informazioni precise sul grado di interessamento perigastrico di una patologia infiltrante. In buona sostanza, nel caso dello stomaco, si utilizzano prevalentemente le ricostruzioni MPR e resta decisiva l'adeguata distensione dell'organo.

## Piccolo intestino

Il piccolo intestino può essere valutato con TC o RM. Le due metodiche sono fra loro attualmente comparabili in termini di qualità diagnostica, sebbene vi sia un interesse crescente per la RM. Ciò in ragione del fatto che una gran parte dei pazienti che vengono sottoposti a uno studio del piccolo intestino sono giovani, e pertanto l'attenzione alla dose radiante risulta fondamentale. In ogni caso, il post-processing può essere applicato in ambedue le metodiche, poiché sia nell'uno che nell'altro caso l'acquisizione è di tipo volumetrico. Nella realtà operativa vengono utilizzate più frequentemente le ricostruzioni MPR applicate alla TC.

Per ottenere una distensione ottimale di tutte le anse intestinali, colon compreso, il paziente, a digiuno da almeno 6 ore, viene invitato a bere 1 ora prima dell'esame 2000 mL di soluzione isotonica bilanciata di polyethylene-glycole (PEG), suddivisa in due parti: una dose iniziale di 1500 mL da assumersi circa 45 minuti prima dell'esame, e una finale di circa 500 mL da ingerire negli ultimi 15 minuti che precedono l'esecuzione dell'esame. Quest'ultima ha lo scopo di ottenere un effetto distensivo sulle prime vie digestive, principalmente a livello del digiuno. La soluzione di PEG come mezzo di contrasto è preferita alle soluzioni ad alta densità (bario o mezzo di contrasto iodato), perché consente di valutare correttamente la parete intestinale e la sua superficie interna. Tale soluzione, inoltre, è già conosciuta in campo gastroenterologico in quanto routinariamente utilizzata per la preparazione degli esami endoscopici, è tollerata dal paziente, è priva di tossicità, non induce il vomito, è iso-osmotica rispetto ai liquidi extracellulari e non assorbibile dall'intestino; a ciò si aggiunge il fatto che la sostanza stimola la peristalsi intestinale, favorendo un rapido attraversamento dell'intestino tenue, a tutto vantaggio di una riduzione dei tempi di esecuzione dell'esame TC. Alla somministrazione di PEG segue l'ipotonizzazione farmacologica, ottenuta direttamente sul tavolo TC con somministrazione di glucagone o N-butyl-scopolamina, subito prima dell'inizio della scansione.

L'esame viene eseguito con TC spirale multistrato, in condizioni basali e dopo somministrazione endovenosa di 110-130 ml di mezzo di contrasto non ionico ad alta concentrazione iodica, iniettato a una velocità di 3 ml/sec. Si utilizzano generalmente uno spessore di 2,5 mm e un intervallo di ricostruzione 1,25 mm.

Tutte le immagini acquisite vengono successivamente inviate a una stazione di lavoro dedicata dove vengono effettuate ricostruzioni MPR su piani sagittali, coronali e obliqui. Nelle immagini native e MPR il medico radiologo dovrà valutare la distribuzione del disegno parieto-valvolare digiuno-ileale, lo spessore della parete intestinale, l'entità di impregnazione contrastografica parietale, l'interessamento del comparto peri-digiunale e peri-ileale (linfonodi, strutture vascolari, tessuto adiposo peritoneale) e degli organi parenchimatosi addominali inclusi nel campo d'indagine. Il tecnico di radiologia può elaborare il dataset TC con ricostruzioni MPR coronali contigue su tutto il volume di acquisizione. Questo tipo di elaborazione può essere eseguita direttamente alla consolle dell'apparecchiatura, dove esistono programmi di generazione automatica delle ricostruzioni MPR. Una volta impostata la ricostruzione, il software genera una nuova serie dell'esame che si aggiunge allo studio e può essere visualizzata nel sistema PACS. Compito del tecnico è quindi quello di produrre le ricostruzioni coronali, o su eventuali altri piani che il medico radiologo avrà richiesto, e verificare che la nuova serie generata dal software sia correttamente inviata al PACS.

Le ricostruzioni sul piano coronale forniscono una valutazione panoramica del grado di distensione delle anse del tenue e del disegno parieto-valvolare, permettendo inoltre una rapida individuazione dell'eventuale reperto patologico; le ricostruzioni sui piani assiali, sagittali e obliqui sono invece utili nell'analisi del dettaglio a maggior campo di vista (Fig. 1). In questo modo, le immagini multiplanari integrate con l'analisi delle immagini assiali permettono di seguire passo passo il decorso tortuoso delle anse digiunali e ileali consentendo una migliore comprensione della morfologia normale del piccolo intestino o la sede anatomica di una lesione espansiva.

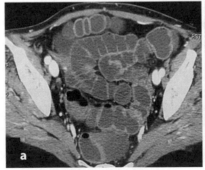
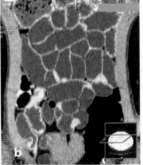

**Fig. 1.** Studio TC del piccolo intestino. Nell'immagine assiale (**a**) si apprezza dilatazione di tutte le anse ileali ed è riconoscibile materiale fluido anche in corrispondenza del retto, a significare che la soluzione acquosa ha raggiunto anche il colon. La ricostruzione sul piano coronale consente di apprezzare meglio l'anatomia del piccolo intestino (**b**) e, nel caso di lesioni parietali, permette di definirne la sede con maggior precisione

## Colon

Lo studio dedicato del colon con TC o RM, definito colonscopia virtuale, rappresenta sicuramente l'ultima frontiera in termini di elaborazione 3D delle immagini.

La colonscopia virtuale si basa su un'acquisizione volumetrica di tutto il colon ad alta risoluzione spaziale, dopo adeguata distensione dell'organo con un agente gassoso, rappresentato da aria o da anidride carbonica. Come già specificato nel caso dei tratti del tubo digerente a monte, è necessaria un'adeguata ipotonizzazione farmacologica dell'organo per ottenere un'ottimale distensione. Maggiore è la distensione dell'organo, migliore sarà la qualità dell'elaborazione. Un ulteriore elemento da considerare è un'attenta pulizia intestinale; infatti, prima dell'acquisizione il paziente deve avere osservato una dieta particolare e seguito un regime di pulizia del colon. La letteratura odierna e le linee guida delle società scientifiche internazionali raccomandano l'uso della cosiddetta marcatura fecale. In sostanza, prima dell'esame il paziente assume per via orale un mezzo di contrasto ad alta densità, come il bario o una soluzione iodata, che si mescola ai residui fecali e consente quindi di marcarli per poterli differenziare da lesioni parietali organiche (Fig. 2). La marcatura è fondamentale perché consente di migliorare l'accuratezza diagnostica. Purtroppo, ai fini della ricostruzione tridimensionale rappresenta un problema significativo, in quanto il software è sviluppato per ricostruire in tre dimensioni la superficie colica basandosi esclusivamente sull'interfaccia tra aria e parete colica. Nel caso di residui marcati, quindi, questa interfaccia non verrà riconosciuta. Risulteranno pertanto necessari algoritmi di sottrazione digitale che

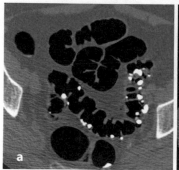 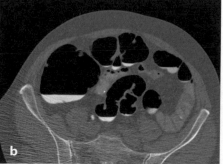

Fig. 2. Esame di colonscopia virtuale. Si apprezzano i due tipi di marcatura fecale più utilizzati; con il bario vengono marcati i residui fecali solidi (**a**), con il mezzo di contrasto iodato quelli fluidi (**b**)

oggi sono allo studio dei vari produttori di software. La sottrazione consente di fatto la rimozione elettronica dei residui fecali ad alta densità o dei livelli fluidi marcati dal mezzo di contrasto.

Il termine colonscopia virtuale deriva dal fatto che la prima rappresentazione della metodica (nel 1994) faceva riferimento a una simulazione computerizzata tridimensionale della visione endoscopica tipica dell'esame tradizionale (Fig. 3). La simulazione, ottenuta con endoscopia virtuale, è sembrata inizialmente la più importante ai fini della diagnosi. In realtà ci si è accorti ben presto che i dati potevano essere elaborati in vario modo e che la visione bidimensionale forniva le stesse informazioni utili alla diagnosi; peraltro, fu subito ben chiaro che l'utilizzo della visione endoscopica doveva sempre essere integrato dalle immagini native per confermare il sospetto diagnostico. Gli autori si sono confrontati su quale fosse il metodo più appropriato per l'analisi delle immagini di colonscopia virtuale. Si è giunti quindi alla conclusione che l'integrazione tra immagini bidimensionali e tridimensionali sia la strategia più adeguata. In ogni caso, le tecniche di visualizzazione tridimensionale del lume colico sono molteplici e i software sono in continua evoluzione e miglioramento, allo scopo di ridurre i tempi di lettura e facilitare l'integrazione 2D-3D (Fig. 4).

**Fig. 3.** Colonscopia virtuale. Simulazione endoscopica dell'esame tradizionale a livello del colon trasverso. L'occhio virtuale, un punto di vista della camera endoscopica virtuale, è orientato lungo l'asse principale del segmento colico. Sono apprezzabili le pliche e la classica morfologia triangolare del colon trasverso dovuta alla presenza delle tenie. Si noti come durante la navigazione non sia possibile visualizzare tutta la superficie del colon, in modo particolare resta nascosta la parete posteriore alle pliche

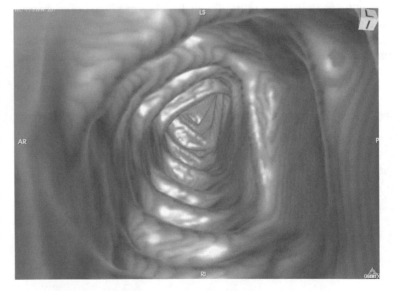

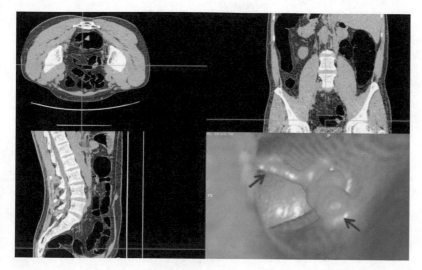

Fig. 4. Esempio di una tipica interfaccia software per colonscopia virtuale (*Software Open Source OsiriX*). Il software consente la completa integrazione tra l'immagine assiale, le ricostruzioni coronale e sagittale, e la prospettiva endoscopica, all'interno della quale è apprezzabile un polipo peduncolato del sigma (*frecce*)

Il vantaggio principale del metodo di visualizzazione 3D è rappresentato dalla più intuitiva visualizzazione della superficie colica rispetto al metodo 2D; lo svantaggio è la necessità di dedicare maggior tempo all'analisi della superficie colica, ma questo potrebbe essere anche considerato un dato a favore del metodo 3D. Infatti, un tempo di analisi prolungato aumenta il grado di attenzione e quindi di accuratezza nel rilevare lesioni coliche. Al di là dei tempi di analisi, esistono comunque alcuni limiti legati alla prospettiva endoluminale stessa. La visualizzazione 3D presenta infatti l'incapacità a visualizzare completamente la superficie colica; esistono di fatto aree nascoste dalle pliche in rapporto al limitato angolo di vista della camera virtuale. Queste aree, non raggiunte dal fascio visivo virtuale, possono sfuggire all'analisi 3D e di conseguenza è possibile non visualizzare reperti patologici (Fig. 5).

Per superare questi limiti legati alla visione endoscopica classica sono stati proposti vari metodi alternativi di visualizzazione tridimensionale. Tutti i metodi proposti presentano sostanzialmente la caratteristica di fornire una visione panoramica della superficie colica. Un metodo interessante è rappresentato dall'applicazione delle tecniche di VR, con le quali, mediante una curva di opacità e trasparenza il contenuto aereo del colon, è possibile simulare la visione tipica dell'esame radiologico tradizionale, cioè del clisma a doppio contrasto (Fig. 6). Questo tipo di prospettiva è utile per rappresentare correttamente la sede di una

**Fig. 5.** Zone d'ombra della visione endoscopica. Come accade nell'endoscopia classica, anche in colonscopia virtuale, quando si utilizza la prospettiva endoscopica, sono presenti zone d'ombra (*Z*) poste dietro alle pliche (*P*) rispetto al punto di vista (*E*). Nelle zone d'ombra possono essere presenti lesioni parietali organiche che, con la sola prospettiva endoscopica anche con navigazione anterograda e retrograda, rischiano di non essere identificate

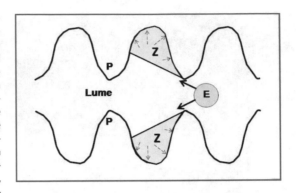

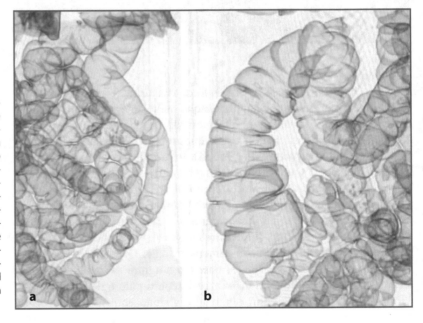

**Fig. 6.** Colonscopia virtuale. L'utilizzo di tecniche di VR consente la generazione di modelli tridimensionali che simulano il clisma a doppio contrasto. Modificando il punto di vista e l'ingrandimento di immagine, è possibile produrre una documentazione selettiva del colon con una rappresentazione di specifici segmenti, come nelle proiezioni radiografiche dell'esame radiologico tradizionale. Nell'esempio sono apprezzabili visualizzazioni selettive del colon discendente (**a**) e del colon ascendente (**b**)

lesione ed è frequentemente utilizzata nella pianificazione di un intervento chirurgico di resezione segmentaria o più estesa. La generazione di modelli di simulazione del clisma è estremamente facile, in quanto nelle stazioni di lavoro presenti nei servizi di radiologia sono già disponibili i protocolli di ricostruzione automatica di tale modello.

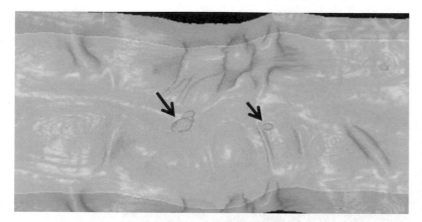

Fig. 7. Dissezione virtuale del colon. Nell'esempio, il segmento colico esaminato è il sigma che viene aperto come un pezzo anatomico. Sono apprezzabili due polipi, a sviluppo rispettivamente peduncolato e sessile (*frecce*)

Un'altra prospettiva di notevole interesse è rappresentata dalla cosiddetta dissezione virtuale, dove il colon viene virtualmente aperto come sul tavolo di un anatomo-patologo. L'apertura del colon viene operata semplicemente utilizzando tutto l'angolo visuale, di 360°, e deformando la superficie del colon che viene distesa su un piano bidimensionale. L'effetto che si ottiene è quindi un reale appiattimento della superficie colica che consente di visualizzare tutta la parete del viscere, incluse le zone nascoste dalle pliche nella visione endoscopica. Questo metodo è particolarmente veloce poiché facilita la visualizzazione di ampi segmenti del colon in poco tempo, sebbene sia assolutamente necessaria una costante correlazione con le immagini bidimensionali (Fig. 7).

## Fegato e vie biliari

La scelta di una tecnica di studio adeguata è fondamentale nella valutazione TC del fegato (soprattutto nei pazienti neoplastici e/o con epatopatia cronica).

Tipicamente, lo studio TC del fegato viene condotto attraverso un'acquisizione trifasica, distinta in arteriosa, venosa e tardiva. L'arteriosa, ottenuta dopo 15-20 s dalla somministrazione del contrasto, permette di opacizzare l'arteria epatica e i suoi rami intraepatici (Fig. 8). La fase venosa consente un'opacizzazione ottimale del sistema spleno-mesenterico-portale e delle vene sovraepatiche (Fig. 9). La tardiva viene utilizzata soprattutto per la caratterizzazione di alcune lesioni focali.

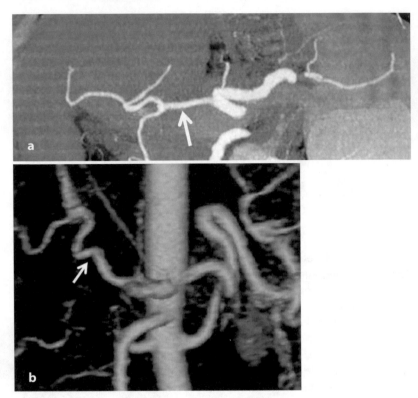

Fig. 8. Studio della vascolarizzazione arteriosa epatica. L'arteria epatica (*freccia*), studiata con TC in fase arteriosa, viene ricostruita con tecnica MIP (**a**) e VR (**b**)

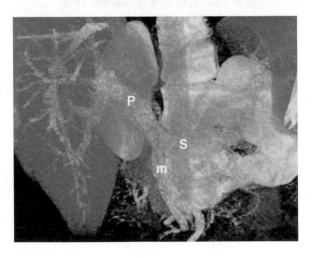

Fig. 9. Studio della vascolarizzazione porto-venosa epatica. L'asse spleno-mesenterico-portale (rispettivamente *S, m* e *P*) viene rappresentato con tecnica di VR. È possibile riconoscere in ambito epatico le diramazioni del sistema portale e delle vene sovraepatiche

Utilizzando quindi i diversi tipi di acquisizione e sfruttando la differenza densitometrica di alcune strutture rispetto ad altre, è possibile segmentare il fegato per estrarre determinate strutture anatomiche. Di regola vengono estratte quelle maggiormente opacizzate, come nel caso di rami vascolari. I modelli tridimensionali che possono essere generati con algoritmi MIP e tecniche di ricostruzione di VR, trovano interessanti applicazioni nella corretta valutazione della segmentazione epatica, utile soprattutto nel caso dei trapianti di fegato. A tal proposito, esistono esperienze di vari autori che, attraverso la segmentazione guidata dall'anatomia vascolare e l'estrazione di precise porzioni di parenchima epatico, hanno calcolato il volume dei segmenti epatici di interesse clinico nell'ambito del trapianto.

Un'ulteriore applicazione clinica si ha nella diagnosi di ostruzione delle vie biliari, dove comunque si utilizza comunemente la colangio-RM. Questa metodica di acquisizione, a carattere volumetrico, consente di ottenere, nelle sequenze T2 pesate, immagini nelle quali la via biliare è rappresentata da voxel iperintensi, mentre tutte le restanti strutture non contenenti fluido stazionario vengono cancellate. In questo modo è molto semplice elaborare il volume acquisito. Infatti, l'iperintensità del segnale consente di estrapolare attraverso la segmentazione il contenuto biliare e generare modelli tridimensionali selettivi di questo distretto anatomico fino alle diramazioni più sottili intraepatiche. Generalmente si utilizzano elaborazioni MIP condotte sul piano coronale per rappresentare la via biliare in toto. Si possono utilizzare anche metodiche di VR ed endoscopia virtuale, ma il loro beneficio diagnostico è tuttora incerto (Fig. 10).

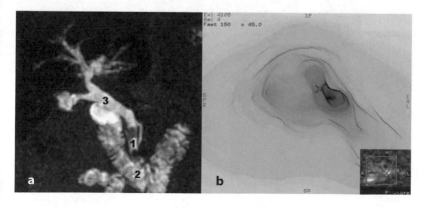

**Fig. 10.** Colangio-RM. La via biliare viene rappresentata con ricostruzione MIP (**a**) dove è possibile riconoscere il coledoco (*1*), il dotto epatico e le diramazioni intraepatiche (*3*) e il duodeno (*2*). Un'ulteriore possibilità è la visualizzazione del lume della via biliare con endoscopia virtuale (**b**)

## Pancreas

Il pancreas è facilmente valutabile con TC multistrato. Il protocollo di acquisizione consiste in fase basale, fase arteriosa (fase pancreatica generalmente a 40 sec) e fase venosa (a 70 sec). Tutte queste scansioni sono acquisite con sottile spessore di strato per facilitare le elaborazioni che verranno successivamente condotte.

Le due più importanti tecniche bidimensionali di elaborazione per lo studio di lesioni del pancreas sono la MPR e la sua variante curva, la CPR (*curved planar reconstruction*). I diversi piani delle MPR e delle CPR si sono rivelati fondamentali per valutare i rapporti fra la patologia pancreatica e le strutture limitrofe, in special modo per quanto riguarda la valutazione dell'estensione loco-regionale del carcinoma pancreatico, attraverso una dettagliata visualizzazione del rapporto fra pancreas e vasi. Queste tecniche giocano anche un ruolo importante nella valutazione dei tessuti molli perilesionali, in particolare nel coinvolgimento dei linfonodi e del grasso retroperitoneale, corrispondente al margine posteriore del pancreas.

Le CPR sono particolarmente utili quando si vuole rappresentare la ghiandola pancreatica in toto e riconoscere al suo interno il dotto pancreatico (Fig. 11). La ricostruzione curva non viene condotta frequentemente perché comporta un tempo significativo di elaborazione, e nondimeno è operatore dipendente. Il suo utilizzo è quindi riservato a casi selezionati.

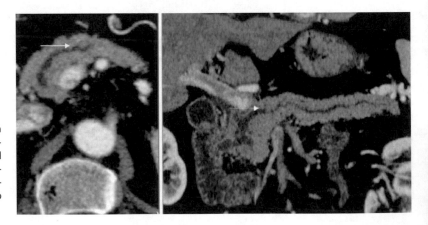

**Fig. 11.** Studio del pancreas con TC. La ricostruzione CPR consente di studiare tutto il decorso del dotto pancreatico. Nel caso specifico, è presente una piccola formazione espansiva a sviluppo endoluminale (*freccia*)

Le ricostruzioni MPR integrate dall'algoritmo MIP vengono utilizzate per valutare l'anatomia vascolare pancreatica e peripancreatica. Situazioni specifiche sono rappresentate per esempio dall'infiltrazione vascolare da parte di lesioni espansive pancreatiche. In tal caso le ricostruzioni tridimensionali sono le uniche che consentono una chiara evidenziazione dell'infiltrazione del vaso e dell'estensione della stessa.

## Letture consigliate

Barish MA, Soto JA, Ferrucci JT (2005) Consensus on current clinical practice of virtual colonoscopy. AJR Am J Roentgenol 184:786-792

Hoppe H, Quattropani C, Spreng A et al (2004) Virtual colon dissection with CT colonography compared with axial interpretation and conventional colonoscopy: preliminary results. AJR Am J Roentgenol 182:1151-1158

Macari M, Megibow AJ (2001) Pitfalls of using three-dimensional CT colonography with two-dimensional imaging correlation. AJR Am J Roentgenol 176:137-143

Macari M, Milano A, Lavelle M et al (2000) Comparison of time-efficient ct colonography with two-and three-dimensional colonic evaluation for detecting colorectal polyps. AJR Am J Roentgenol 174:1543-1549

Mang T, Schaefer-Prokop C, Schima W et al (2008) Comparison of axial, coronal, and primary 3D review in MDCT colonography for the detection of small polyps: a phantom study. Eur J Radiol [Epub ahead of print Jan 21]

Neri E, Vannozzi F, Vagli P, Bardine A, Bartolozzi C (2006) Time efficiency of CT colonography: 2D vs 3D visualization. Comput Med Imaging Graph 30:175-180

Paik DS, Beaulieu CF, Jeffrey RB, Karadi CA, Napel S (2000) Visualization modes for CT colonography using cylindrical and planar map projections. J Comput Assist Tomogr 24:179–188

Pickhardt PJ (2004) Translucency rendering in 3D endoluminal CT colonography: a useful tool for increasing polyp specificity and decreasing interpretation time. AJR Am J Roentgenol 183:429-436

Pickhardt PJ, Lee AD, Taylor AJ et al (2007) Primary 2D versus primary 3D polyp detection at screening CT colonography. AJR Am J Roentgenol 189:1451-1456

Rogalla P, Lembcke A, Rückert JC et al (2005) Spasmolysis at CT colonography: butyl scopolamine versus glucagon. Radiology 236:184-188

Taylor SA, Halligan S, Burling D et al (2004) CT colonography: effect of experience and training on reader performance. Eur Radiol 14:1025-1033

Taylor SA, Halligan S, Slater A et al (2007) Polyp detection with CT colonography: primary 3D endoluminal analysis versus primary 2D transverse analysis with computer-assisted reader software. Radiology 244:316-317

Vos FM, Van Gelder RE, Serlie IWO et al (2003) Three-dimensional display modes for CT colonography: Conventional 3D virtual colonoscopy versus unfolded cube projection. Radiology 228:878–885

Xiong T, Richardson M, Woodroffe R et al (2005) Incidental lesions found on CT colonography: their nature and frequency. Br J Radiol 78:22-29

# Apparato urinario

## 13

**P. Boraschi, F. Donati, S. Salemi**

Lo studio delle vie urinarie e della vescica con tomografia computerizzata (TC) e risonanza magnetica (RM) consente di ottenere, attraverso
la ricostruzione di immagini multiplanari e volumetriche del volume
d'interesse, una rappresentazione anatomica differente rispetto a quella
classica su piani assiali. I dati nativi elaborati con ricostruzioni bidimensionali (*multi-planar reformation*, MPR; *curved planar reformation*,
CPR), tridimensionali (*multi-projection volume reconstruction*, MPVR;
*curved planar volume reconstruction,* CPVR; *maximum intensity projection*, MIP; *volume rendering*, VR) e con endoscopia virtuale, forniscono informazioni utili e spesso indispensabili nella valutazione del-
l'albero urinario e della vescica.

## Elaborazioni in Uro-TC e Uro-RM

Le tecniche di imaging più avanzate, come la TC e la RM, rivestono
oggi un ruolo fondamentale nella valutazione delle vie escretrici urinarie, con immagini del tutto simili a quelle ottenibili con metodiche convenzionali quali l'urografia. L'Uro-TC e l'Uro-RM permettono, attraverso l'elaborazione dei dati nativi e la ricostruzione di immagini multiplanari e volumetriche del volume d'interesse, una rappresentazione
anatomica differente rispetto a quella del classico piano assiale.

Recentemente sono state proposte interessanti applicazioni nello studio dell'apparato urinario con TC [2]. Tale tecnica prevede l'esecuzione
sia di un'acquisizione in condizioni basali sia dopo somministrazione di
mezzo di contrasto (mdc) iodato per via endovenosa (ev). Gli apparec-

E. Neri, P. Marcheschi, D. Caramella. *Produrre ed elaborare immagini diagnostiche.*
ISBN 978-88-470-1063-5. © Springer 2008

chi multistrato offrono oggi notevoli vantaggi, come l'acquisizione di volumi maggiori in un tempo più breve e l'uso ottimale del mdc. Il protocollo d'esame con TC multidetettore prevede un'acquisizione in condizioni basali, per identificare l'eventuale presenza di calcoli radiopachi, con spessore di strato di 2,5 mm; dopo somministrazione ev di mdc iodato (130-150 ml) generalmente alla velocità di flusso di 3 ml/sec, possono essere eseguite acquisizioni in fase arteriosa (a 25-30 sec), venosa (a 80-90 sec) e tardiva o urografica (a 6-8 minuti), in relazione al quesito clinico. In questo caso si preferisce utilizzare i seguenti parametri di acquisizione: spessore di strato 1 mm, retro-ricostruzione 1/0,5 mm, 160 mAs e 120 kVp.

L'Uro-RM permette di visualizzare l'intero sistema escretore urinario sia in condizioni basali che dopo la somministrazione ev del mdc paramagnetico]. Nel primo caso, prevede l'acquisizione di "immagini di acqua" usando sequenze fortemente T2 dipendenti con soppressione del segnale del grasso nel piano coronale; questa metodica è particolarmente utilizzata in pazienti con ostruzione del tratto urinario. Nel secondo caso, l'esame prevede la somministrazione ev di chelati del Gadolinio e l'acquisizione tardiva (a 6-8 minuti dall'iniezione) di sequenze gradientecho T1 pesate, ottenendo così informazioni morfologiche e funzionali dell'apparato urinario.

L'Uro-TC e l'Uro-RM, attraverso l'integrazione tra acquisizioni volumetriche e tecniche di elaborazione, permettono lo studio di tutto l'albero urinario in maniera non invasiva. L'elaborazione dei dataset nativi consente di ottenere ricostruzioni bidimensionali, quali le MPR, e tridimensionali: shaded surface display (SSD), MIP, MPVR, e VR.

Le MPR rappresentano la modalità di elaborazione di immagini più semplice che consente di visualizzare le strutture anatomiche su piani diversi da quello assiale; un'ulteriore evoluzione delle MPR è rappresentata dalla riformattazione su piani curvilinei (CPR), in cui la struttura anatomica che si intende visualizzare viene selezionata attraverso l'identificazione di una superficie curva all'interno di un piano ortogonale di riferimento. Quest'ultima elaborazione è particolarmente efficace nella rappresentazione di quelle strutture come gli ureteri, che presentano un decorso convoluto nello spazio (Fig. 1). Nelle MIP i pixel rappresentati nell'immagine sono quelli con valore densitometrico o intensitometrico più elevato Le tecniche MIP offrono una migliore rappresentazione dell'anatomia vascolare, dei reni e delle vie urinarie (Fig. 2), soprattutto nella valutazione dei pazienti donatori di rene. Gli algoritmi

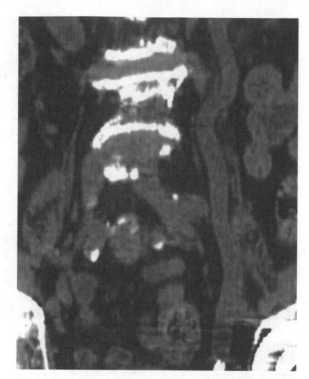

Fig.1. CPR ottenuta da Uro-TC in condizioni basali. La riformattazione curva lungo il decorso dell'uretere sinistro consente la visualizzazione di tutto l'uretere dilatato e di un calcolo a livello del suo tratto distale quale causa di ostruzione

di MPVR e di VR, mediante l'elaborazione tridimensionale di un dataset volumetrico, consentono una maggiore accuratezza nella rappresentazione spaziale della calcolosi reno-ureterale (Fig. 3) e forniscono inoltre precisi dettagli anatomici dei rapporti tra lesione e strutture circostanti nei pazienti con neoplasia delle vie escretrici.

Un nuovo approccio allo studio del tratto urinario è rappresentato oggi dalla simulazione virtuale dell'endoscopia a fibre ottiche con software dedicati all'elaborazione 3D di dataset TC o RM di tipo volumetrico. Questa tecnica, chiamata endoscopia virtuale, viene definita ureterorenoscopia virtuale (VURS), se applicata allo studio delle vie urinarie (Fig. 4) e cistoscopia virtuale, se finalizzata alla valutazione della vescica. Non sono disponibili dati in letteratura sul suo reale valore diagnostico.

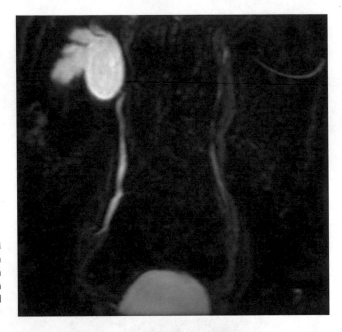

**Fig. 2.** MIP ottenuta da Uro-RM con sequenze T2 dipendenti. La ricostruzione documenta una dilatazione calico-pielica destra sostenuta da una stenosi del giunto pielo-ureterale

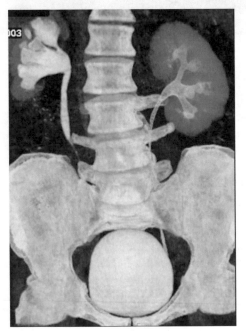

**Fig. 3.** VR da Uro-TC in fase urografica. L'elaborazione ben rappresenta una idro-ureteronefrosi destra da litiasi del tratto medio dell'uretere omolaterale con associata "corticalizzazione" dei gruppi caliceali

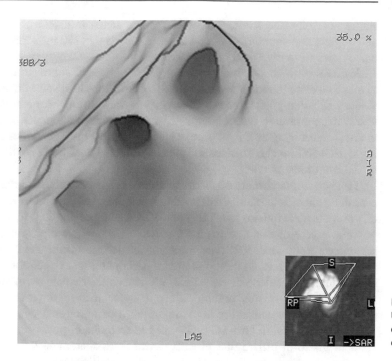

Fig. 4. Endoscopia virtuale da Uro-RM con sequenze T2 dipendenti. Visione endoluminale di cavità calico-pieliche dilatate

## Vescica

Nelle lesioni vescicali, il ruolo più importante è rivestito dalla cistoscopia tradizionale che presenta però alcune limitazioni, quali invasività, rischio di infezioni urinarie, visione non sempre adeguata di alcune porzioni della cavità vescicale. Proprio per questo motivo le tecniche di ricostruzione di immagini 3D, e soprattutto l'endoscopia virtuale, hanno assunto importanza nello studio della vescica. L'elaborazione dei data-set nativi, acquisiti volumetricamente sia con TC che con RM, avviene in modo analogo a quello descritto precedentemente per le alte vie urinarie.

Con la TC la distensione vescicale può essere ottenuta con aria (300-500 ml) o $CO_2$ o, in alternativa, con mdc iodato diluito con soluzione fisiologica (250-400 ml) utilizzando un catetere transuretrale. Si eseguono acquisizioni TC a paziente sia in posizione prona che supina. È anche possibile uno studio TC della vescica senza la cateterizzazione dell'organo con somministrazione di mdc per via ev (150 ml a 3ml/sec) e acquisizioni tardive a 30 minuti.

La RM, oltre ad avere una maggiore risoluzione di contrasto rispetto alla TC, offre il notevole vantaggio di visualizzare la vescica anche in assenza di somministrazione di mdc per via transuretrale. La patologia vescicale, soprattutto quella tumorale, può essere correttamente studiata attraverso sequenze T1 e T2 pesate, e mediante l'utilizzo ev dei chelati del Gadolinio che forniscono ulteriori informazioni nella stadiazione del tumore vescicale.

La cistoscopia virtuale offre una visione tridimensionale ed endoscopica della superficie interna della vescica sulla base di un volume di dati che può essere acquisito con TC o con RM. Le immagini endoscopiche possono essere ottenute attraverso tecniche di superficie e più recentemente con tecniche di VR; queste ultime forniscono infatti una rappresentazione più realistica dell'anatomia e della patologia rispetto a quella ottenuta con tecniche di superficie. L'endoscopia virtuale permette di viaggiare all'interno dell'organo e l'uso di colori differenti per i diversi tessuti può inoltre consentire la distinzione tra strutture contigue.

In conclusione, in Uro-TC e Uro-RM le tecniche di post-processing sono in grado di offrire una precisa definizione anatomica dell'intero apparato urinario, con visione degli organi sia dall'esterno che dall'interno, e una più agevole estrapolazione delle informazioni rilevanti da un punto di vista diagnostico.

## Letture consigliate

Beer A, Saar B, Rummeny EJ (2003) Tumors of the urinary bladder: technique, current use, and perspectives of MR and CT cystography. Abdom Imaging 28:868-876

Kawashima A, Glockner JF, King BF Jr (2003) CT urography and MR urography. Radiol Clin North Am 41:945-961

Kawashima K, Vrtiska TJ, LeRoy AJ et al (2004) CT urography. RadioGraphics 24:S35-S54

Neri E, Boraschi P, Caramella D et al (2000) MR virtual endoscopy of the upper urinary tract. AJR Am J Roentgenol 175:1697-1702

Neri E, Boraschi P, Lodovigi S, Campori G (2002) Upper urinary tract. In: Caramella D, Bartolozzi C (eds) 3D image processing: techniques and clinical applications (Medical Radiology, Diagnostic Imaging). Springer Verlag, Berlin, pp 233-238

Passariello R (2005) Processazione 3D e endoscopia virtuale. In: Passariello R (ed) Radiologia-Elementi di Tecnologia. Idelson-Gnocchi, pp 417-421

Schreyer AG (2002) Lower urinary tract. In: Caramella D, Bartolozzi C (eds) 3D image processing: techniques and clinical applications (Medical Radiology, Diagnostic Imaging). Springer Verlag, Berlin, pp 239-246

Seth S, Fishman EK (2004) Multi-detector row CT of the kidneys and urinary tract: techniques and applications in the diagnosis of benign diseases. Radiographics 24:e20 [Epub 2004 Jan 16]

# Parte III
## Parte speciale

# Tecniche di fusione di immagini

# 14

D. Giustini, F. Betti, E. Neri

Il futuro della diagnostica per immagini è sempre più orientato verso un imaging molecolare e funzionale, di ricchissimo contenuto diagnostico, ma pur sempre legato alle tradizionali indagini morfologiche per una completa fruibilità delle informazioni ottenute. In alcune situazioni può essere complesso, se non impossibile, localizzare accuratamente ad esempio un'area di ipercaptazione riscontrata nelle immagini di medicina nucleare, a causa dell'assenza in esse di strutture anatomiche univocamente identificabili, particolarmente a livello dell'addome. Anche se la fusione di immagini si può effettuare in maniera intramodale (tomografia computerizzata - TC/TC; risonanza magnetica - RM/RM; ecc.) il maggior vantaggio derivato dall'uso della fusione di immagini si è avuto in maniera intermodale, cioè fra metodiche di acquisizione differenti tra loro. Così si è rivelato utile unire le informazioni contenute nelle consuete tecniche di imaging morfologico, come la RM e in particolare la TC, con i dati ottenibili mediante esami di medicina nucleare, particolarmente con quelli più avanzati e dettagliati come la tomografia computerizzata a emissione di fotone singolo (SPECT) e la tomografia a emissione di positroni (PET).

La fusione di immagini trova la sua applicazione in diversi campi: in ambito neuradiologico, le informazioni fornite dagli esami di medicina nucleare trovano la loro combinazione ideale con quelle provenienti dall'imaging di RM, più indicato rispetto alla TC per lo studio del sistema nervoso centrale grazie alla miglior discriminazione tra sostanza bianca e sostanza grigia. In oncologia, che ha rappresentato il primo settore di applicazione, particolarmente a livello encefalico, la fusione trova ancora oggi larga applicazione sia per la diffusione al giorno d'oggi della patologia neoplastica nella popolazione, sia per la particolare affinità tra le informazioni richieste all'imaging da parte di questa branca della medicina e quelle fornite dalle immagini multimodali. Per questo moti-

E. Neri, P. Marcheschi, D. Caramella. *Produrre ed elaborare immagini diagnostiche.*
ISBN 978-88-470-1063-5. © Springer 2008

vo, l'imaging di fusione tra radiodiagnostica e medicina nucleare è considerato come cruciale nel trattamento del paziente oncologico perché permette il riconoscimento di tessuti morfologicamente normali ma funzionalmente anomali. Con il crescere dell'affidabilità e dell'esperienza, la fusione di immagini diverrà una parte integrante dell'imaging oncologico, nonché della gestione globale dei pazienti affetti da patologie neoplastiche. In radioterapia la fusione tra immagini morfologiche e funzionali consente una corretta valutazione delle aree metabolicamente attive nell'ambito di una lesione, permettendo quindi di discriminare il tessuto da irradiare (distinguendolo dalle aree di necrosi, ecc.) e di conseguenza di apportare significative variazioni, in termini di risparmio di dose ai tessuti sani, al *planned target volume*. Tecniche di irradiazione più sofisticate, quali l'*intensity modulated radiotherapy* (IMRT), necessitano sempre più di una corretta definizione del volume bersaglio al fine di garantire la riuscita del trattamento.

In ambito cardiologico, invece, la registrazione di immagini in multimodalità non ha ancora trovato largo impiego, ma si prospettano applicazioni interessanti, come la possibilità di unire le informazioni relative alla perfusione, fornite da PET o SPECT, ai dati morfologici, ottenuti mediante angio-TC delle arterie coronarie, che possono evidenziare la localizzazione di un'eventuale patologia stenosante. La possibilità di confrontare efficacemente dati funzionali e morfologici permetterà di superare eventuali difficoltà di interpretazione, permettendo la corretta valutazione di casi dubbi.

Prenderemo in esame i metodi di registrazione e le modalità coinvolte. I due metodi di fusione che si individuano in base alla tecnologia applicata sono la fusione software e quella hardware.

## Fusione hardware

La reale fusione hardware tra immagini di tipo PET e TC (o SPECT) non è ad oggi possibile, poiché richiederebbe l'uso di un sistema di detezione unico che permetta però di registrare e discriminare due tipi di immagine diversi nello stesso momento. Perciò con la locuzione "*fusione hardware*" si intende la registrazione di immagini morfologiche e funzionali mediante un'unica apparecchiatura, come nel caso dei sistemi PET/TC e SPECT/TC ibridi, consistenti semplicemente in un apparecchio che presenta una TC e un sistema di rilevazione (ring di cristalli per PET, testate della gamma-camera per SPECT) accoppiati.

La corretta sovrapposizione delle immagini, 2 e 3D ricostruite, che permette la fusione vera e propria delle due metodiche, è operata automaticamente dal software di cui è dotato l'apparecchio; semplicemente, i dati PET e quelli TC provenienti dalla stessa sezione esaminata vengono identificati in base alla loro posizione sul lettino porta-paziente. Ovviamente, la stessa sezione corporea passerà sotto i due sistemi di detezione in tempi diversi, ma il software, che regola il movimento del lettino stesso, può, conoscendo la velocità del lettino e la distanza spaziale tra i due anelli di rivelazione, sommare correttamente i dati provenienti dalle due modalità di acquisizione. La SPECT/TC invece è costituita da un apparecchio TC accoppiato a una gamma-camera, preferibilmente a doppia testa con geometria variabile; anche in questo caso è il computer che, controllando il movimento del lettino, provvede a sovrapporre correttamente le due tipologie di immagini ottenute in uscita, ricostruendo il volume acquisito e permettendo la precisa corrispondenza dei dati al momento della visualizzazione. Esistono poi studi sulla realizzazione di apparecchiature PET/RM, con alcuni prototipi realizzati, ma in questo caso ancora più che nei precedenti sarà complesso se non impossibile ottenere un sistema di detezione unico, cosicché gli studi finora realizzati hanno portato esclusivamente all'accoppiamento di sistemi PET e RM, in modo tale da minimizzare l'interazione reciproca e i problemi che comporta. Preso atto del fatto che in realtà gli attuali scanner PET/TC e SPECT/TC in commercio non effettuano una reale fusione hardware, questi possono essere considerati semplicemente come sistemi di posizionamento (peraltro assai costosi) che facilitano l'acquisizione di un esame PET e di uno TC in una singola sessione, limitando al minimo il movimento del paziente, dove l'unica condizione è l'occupazione contemporanea dei due apparecchi. Il tipo di registrazione che questi sistemi realizzano non è basato sulle caratteristiche dell'immagine bensì semplicemente sulla coincidenza spaziale dei due set di dati acquisiti.

Sebbene poi l'acquisizione avvenga mediante la solita apparecchiatura, permangono le problematiche dovute ai movimenti del paziente, fisiologici e non. Data la lunga durata dell'esame PET, è necessario permettere al paziente la normale respirazione, mentre nel caso della TC l'escursione respiratoria toracica può dare luogo ad artefatti; la minor durata della scansione TC permette di acquisire a respiro sospeso, ma in questo caso poi si avrebbe un'ancor più grossolana discrepanza tra le immagini ottenute. La risoluzione di questo problema si intravede nello sviluppo di tecniche di acquisizione *gated* che permettano la registrazione delle due immagini nello stesso momento e quindi con il paziente nella stessa posizione. Le stesse considerazioni valgono per gli esami SPECT-TC.

Una problematica simile è quella della peristalsi intestinale e delle variazioni di volume degli organi della pelvi (vescica e retto), sebbene il breve intervallo tra le due acquisizioni permetta di ridurli al minimo. Considerando esami TC tradizionali, si tende ad acquisire dati inerenti allo scavo pelvico solo dopo che il paziente ha assunto liquidi a sufficienza per permettere una buona distensione della vescica, e quindi un più agevole riconoscimento degli organi contenuti nel bacino. Viceversa, a causa dell'alta percentuale di radiofarmaci eliminati per via renale, prima di ogni esame di medicina nucleare il paziente è invitato a svuotare quanto più la vescica per eliminare l'attività ivi contenuta, fonte di disturbo per una corretta interpretazione dell'esame.

A questo tipo di problematiche pratiche possono poi accompagnarsi ben più gravi, seppur risolvibili, errori di calibrazione e/o allineamento dei due sistemi di detezione PET/SPECT e TC. Nella PET, inoltre, la possibilità di ridurre i tempi di acquisizione utilizzando la scansione TC al posto della scansione di trasmissione per il calcolo dell'attenuazione ha il vantaggio di fornire una mappa meno rumorosa rispetto a quella ottenuta mediante l'utilizzo della sorgente di Germanio-68 (Ge-68), ma presenta al solito differenze di posizionamento (sempre dovute all'escursione respiratoria toracica) che risultano in errati valori di attenuazione. La lunga durata della scansione di trasmissione con Ge-68 permette di mediare lo spostamento della parete toracica, in maniera sovrapponibile a quella PET, mentre con la scansione TC l'acquisizione è istantanea e quindi si va a valutare solo una delle tante posizioni in cui la gabbia toracica si trova durante l'esame, con il rischio di operare calcoli sull'attenuazione della radiazione con parametri erronei. Inoltre, l'utilizzo di energie inferiori ai 511 KeV (picco del Ge-68, nonché emissione dovuta all'annichilazione) non è indicativo dell'attenuazione dei fotoni di annichilazione e produce un maggior numero di artefatti in caso di impianti metallici. Per di più, la mancanza della sorgente radioattiva per la scansione di trasmissione impedisce l'acquisizione del solo esame PET, poiché i dati TC sono necessari a valutare l'attenuazione. Il paziente, quindi, è sottoposto a un ulteriore esame TC, meno dettagliato grazie alla miglior qualità delle TC diagnostiche, con le relative conseguenze di protezione del paziente, quando magari questo è già disponibile e sarebbe sufficiente una procedura di fusione software. I costi di un apparecchio ibrido sono inoltre molto elevati ed è quindi necessario valutare accuratamente il rapporto costi/benefici, in termini di utilizzo della macchina. Inoltre, la combinazione di due apparecchiature raddoppia la possibilità che questa sia inutilizzabile a causa di guasti tecnici.

## Fusione software

In alcuni casi, la necessità di unire le informazioni contenute in immagini provenienti da modalità diagnostiche differenti è un problema che si presenta successivamente all'acquisizione delle stesse. Per far sì che le immagini possano essere ricondotte a parametri dimensionali comuni, è necessario che i dati che le accompagnano contengano alcune fondamentali informazioni sul campionamento tridimensionale (dimensione del pixel, spessore della sezione, ecc.). Inoltre, poiché i dati vengono acquisiti da apparecchiature differenti (TC, RM, PET) in tempi diversi, l'orientamento delle immagini è spesso sconosciuto; perciò nel processo di registrazione le immagini di ogni modalità devono essere "mappate" voxel per voxel in un sistema 3D di riallineamento mediante alcuni riferimenti spaziali, la stima di un fattore scalare, una matrice di rotazione e un vettore di traslazione.

La fusione software può in prima istanza sembrare una complicazione, data l'esistenza di apparecchiature dedicate che riescono a fornire immagini anatomiche e funzionali in tempi rapidi e senza un eccessivo impegno da parte dell'operatore; in realtà la fusione software è la metodica più versatile, poiché permette di aggirare gli ostacoli che impediscono l'esecuzione di un esame su apparecchiatura ibrida, spesso più numerosi delle indicazioni alla sua esecuzione (Fig. 1).

Innanzi tutto, è l'unica strategia che permette di superare problematiche tecniche di realizzazione di apparecchiature ibride, permettendo per esempio la fusione di immagini di medicina nucleare su dataset RM, nonostante non siano ancora state prodotte macchine ibride SPECT/RM o PET/RM (Fig. 2). La fusione software è poi l'unica possibilità in caso di mancanza di apparecchiature dedicate, nonché per l'utilizzo integrato di sistemi di diagnostica per immagini tradizionali già presenti nei reparti, dove ovviamente l'acquisto di una nuova apparecchiatura sarebbe oneroso e la dismissione di quelle presenti dispersiva.

La principale difficoltà pratica nell'operare una fusione software è garantire l'identico posizionamento del paziente durante entrambi gli esami acquisiti. Dalle variazioni di posizione infatti dipende fortemente

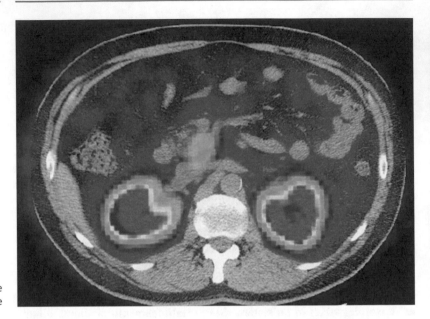

**Fig. 1.** Esempio di fusione
TC/ SPECT in ambito addominale

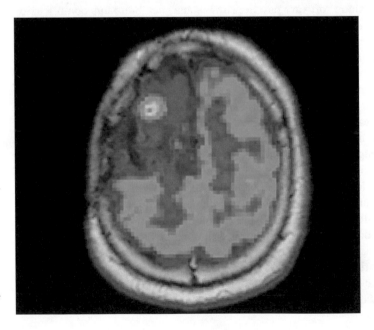

**Fig. 2.** Esempio di fusione
TC/PET a livello encefalico

il buon risultato, in termini di qualità e rapidità, del processo di registra-zione. Il problema della riproducibilità di posizionamento a volte dipen-de direttamente dall'apparecchiatura utilizzata; è significativa di queste difficoltà la questione della posizione delle braccia. Ad esempio, la lunga durata degli esami PET rende necessario permettere al paziente di mantenere le braccia distese lungo il corpo, al fine di garantire sia la comodità del paziente sia la sua immobilità, favorita dalla posizione rilassata. Al contrario, gli esami TC di torace e addome sono quasi sem-pre acquisiti chiedendo al paziente di tenere le braccia al di sopra della testa, o quantomeno incrociate sotto la stessa, poiché la durata dell'esa-me è compatibile con il mantenimento di questa posizione, anche se sco-moda. Questo accorgimento è necessario poiché la presenza delle brac-cia lungo il tronco causa artefatti nell'immagine acquisita. Chiaramente questo problema non si pone nel caso che l'esame, TC e PET, sia limi-tato allo studio del testa-collo.

Proprio nel caso di esami che interessino questo distretto, è necessa-ria però una maggiore accuratezza nel posizionamento per la delicatez-za delle strutture ivi contenute che potrebbero essere oggetto di tratta-mento; è conveniente quindi utilizzare sistemi di immobilizzazione e posizionamento, come per esempio maschere termoplastiche o poggia-testa personalizzati (quali quelli attualmente utilizzati nei reparti di radioterapia).

Altra questione è quella del riempimento vescicale: se è vero che all'esame TC la distensione di quest'organo permette un miglior ricono-scimento delle strutture pelviche, in diagnostica PET o SPECT il riem-pimento vescicale corrisponde spesso a un accumulo di tracciante, che, oltre a dare problematiche dosimetriche, è fonte di disturbo per la buona riuscita dell'esame.

Oltre all'individuazione e al mantenimento di una posizione standard è necessario poi garantire l'immobilità del paziente, poiché eventuali artefatti da movimento, oltre a peggiorare la qualità dei singoli esami, potrebbero rappresentare aree di mancata corrispondenza tra due imma-gini al momento della registrazione delle stesse, andando a complicare il processo di fusione.

Un altro ostacolo alla fusione software potrebbe essere l'impossibi-lità di comunicazione tra le apparecchiature di acquisizione e il softwa-re dedicato dovuta a mancate o differenti compatibilità di formati DICOM (digital image communication in medicine) oppure alla man-canza di un sistema PACS (picture archiving and communications system) capaci di supportare immagini multimodali.

## Metodi di registrazione software

La fusione software permette di registrare immagini provenienti da due apparecchiature diverse, acquisite in esami, tempi e anche luoghi diversi. Una sua classificazione in base al livello di interazione richiesto tra software e operatore permette di individuare tre tipologie principali di procedure: manuale, cioè completamente interattiva, con o senza un'inizializzazione da parte del computer; semi-automatica, dove l'operatore deve avviare il processo oppure correggerne i risultati parziali; e automatica. La modalità base è quella manuale, che consiste nella sovrapposizione dei due esami mediante software dedicato, ma pur sempre in base ai comandi dell'operatore, che appunto manualmente sposta le due immagini fino a far sì che raggiungano una completa corrispondenza. Oltre ad essere una procedura estremamente dispendiosa in termini di tempo, questo tipo di fusione è anche fortemente dipendente dall'operatore; per questi motivi, al momento della diffusione su larga scala della procedura di fusione, sono stati introdotti metodi semi- o completamente automatici di registrazione delle immagini. Inizialmente si sono sfruttati reperi riconoscibili in entrambi gli esami destinati alla fusione, ma questo tipo di tecnica presenta problemi di riproducibilità dei reperi stessi. Ad oggi si preferisce effettuare la registrazione delle immagini mediante parametri intrinseci all'immagine stessa, che eliminano la dipendenza dall'operatore e forniscono buoni risultati nell'allineamento. Il corretto allineamento geometrico delle immagini destinate alla fusione è garantito attraverso due classi di metodologie individuate in base alla loro natura: i metodi estrinseci sono quelli in cui si vanno a inserire oggetti estranei nello spazio dell'immagine, mentre nei metodi intrinseci ci si basa solo sull'informazione (cioè sull'immagine) così come ci proviene dal paziente stesso.

Metodi estrinseci: le strutture artificiali che in qualche maniera vengono collegate al paziente per identificare punti fiduciali devono essere ben visibili e riscontrabili in ognuna delle modalità di imaging che saranno oggetto di fusione. Nel caso di posizionamento di reperi esterni al paziente, si possono individuare due diverse strategie di posizionamento, in base alla loro invasività. La tecnica di elezione è il casco di Leksell, usato quando si effettuano esami del cranio: una struttura rigida che viene fissata alla teca cranica del paziente per mezzo di viti. Al momento dell'indagine diagnostica (TC o RM) al casco viene sovrapposto un localizzatore contenente Gadolinio (visibile quindi in RM ma anche in TC visto l'alto Z) in appositi canalicoli a forma di N che permettono così l'individuazione costante di 3 punti per ogni faccia del localizzatore, in ambedue le modalità diagnostiche. Chiaramente, però, questo sistema di localizzazione non può essere utilizzato nell'ambito della medicina nucleare. Dispositivi quali il casco di Leksell, oppure l'impianto di reperi nell'osso o in altri tessuti rientrano nella categoria delle tecniche invasive; i vantaggi in termini di accuratezza e di automaticità del processo di fusione però si accompagnano alla scarsa comodità dei dispositivi sia per il paziente sia, nel caso del casco stereotassico, per l'eventuale approccio chirurgico. In questo caso, inoltre, salvo interventi minimamente invasivi (posizionamento di elettrodi, biopsie, ecc), lo shift dei tessuti in corso di intervento non è più sovrapponibile all'anatomia riportata sulle immagini acquisite. I marker interni, sempre con la limitazione dovuta all'invasività, possono trovare applicazione in radioterapia, dove, impiantati nell'organo bersaglio, permettono un'accurata registrazione tra le immagini portali acquisite durante il trattamento e le DRR (*direct reconstructed radiograph*) o i radiogrammi eseguiti in fase di verifica del piano di trattamento.

È però possibile sfruttare le stesse strategie di identificazione di punti di repere mediante tecniche non invasive, le quali però risentono maggiormente di errori. Lo stesso localizzatore TC/RM applicabile al casco di Leksell può essere applicato a un apparato poggiatesta-maschera termoplastica, mentre i reperi possono essere riportati semplicemente in cute sulla zona interessata anziché impiantati chirurgicamente. Chiaramente in questo caso, oltre alla problematica intrinseca alla prospetticità del metodo, si possono presentare difficoltà nella riproducibilità del posizionamento dei reperi (che cambiano in base alla metodica diagnostica utilizzata) nonché di mancata relazione stretta tra la cute e gli organi interni (particolarmente a livello del torace e dell'addome). La registrazione effettuata mediante marker, siano essi interni o esterni, anatomici o artificiali, risente comunque dell'errore commesso nella localizzazione di questi punti fiduciali al momento dell'acquisizione. Questo errore è detto FLE (*fiducial localization error*) ed è strettamente collegato alle dimensioni del marker utilizzato. In particolare, è vantaggioso utilizzare marker con dimensioni molto maggiori di quelle del voxel dell'immagine acquisita, sia per diminuire il numero di voxel riempiti parzialmente, sia per diminuire l'influenza del rumore. L'alternativa è l'utilizzo di marker con segnale molto elevato, che però non permettono di azzerare completamente l'errore. Questo errore nell'individuazione dei marker nei singoli esami indurrà poi un disallineamento dei punti fiduciali al momento della registrazione: l'entità di questo disallineamento è espressa dal FRE (*fiducial registration error*), che però consente solo di stimare il livello di sovrapposizione dei punti ma non la buona riuscita del processo di registrazione. Questo parametro è valutabile attraverso il TRE (*target registration error*), che considera l'errore di registrazione in un punto diverso dai marker fiduciali; ovviamente però questo valore dipende dalla posizione in cui viene calcolato.

Sebbene il FRE non sia un indicatore dell'accuratezza della registrazione, può comunque fornire indicazioni utili poiché le relazioni che lo legano al TRE fanno sì che un sistema a FRE minore tenda a fornire un TRE più piccolo. Questo però non è sempre vero: TRE molto grandi associati a FRE piccoli sono indici di inappropriata funzionalità di almeno uno dei componenti del sistema di registrazione, cioè l'acquisizione delle immagini, la localizzazione dei fiduciali e la registrazione di questi ultimi.

### Metodi intrinseci

Anziché posizionare in maniera più o meno invasiva marker artificiali è possibile fissare come punti fiduciali reperi anatomici, facilmente riconoscibili in entrambe le modalità diagnostiche interessate dalla fusione. Questa specifica è già sufficiente a escludere questo metodo di allineamento quando si abbia a che fare con esami di medicina nucleare a causa del bassissimo dettaglio anatomico che questa specialità offre. Nel caso in cui la tipologia di esami lo permetta, anziché singoli punti definiti nell'anatomia di paziente si possono anche utilizzare immagini sottoposte a segmentazione; sebbene però la registrazione di strutture segmentate sia un'operazione estremamente lineare per il calcolatore, non lo è altrettanto il processo di segmentazione stesso. Questo difetto, che comporterebbe un significativo intervento dell'operatore, fa sì che questo tipo di tecniche intrinseche legate alla morfologia del paziente siano state sorpassate dai cosiddetti metodi *voxel-based*.

Tra i metodi intrinseci, quelli basati sulle caratteristiche dei voxel delle immagini destinate alla fusione hanno mostrato una migliore riproducibilità, sempre con il vantaggio dell'invasività nulla per il paziente. La differenza principale dagli altri metodi di fusione consiste nella non dipendenza da punti o forme riportate sull'immagine, poiché in questo caso si va a operare direttamente sui livelli di grigio dell'immagine, senza una preventiva riduzione dei dati acquisiti attraverso una procedura di segmentazione. I tipi di approccio sono due: in alcuni casi viene utilizzato l'intero contenuto dell'immagine durante il processo di registrazione, altrimenti si può scegliere di trasformare le informazioni contenute nella distribuzione dei livelli di grigio in valori scalari o vettoriali.

I metodi che si basano sull'analisi dell'intero contenuto dell'immagine sono i più versatili proprio per le loro caratteristiche di utilizzo di tutta l'informazione presente nei dataset acquisiti. In questo caso, infatti, non è necessario segmentare l'immagine poiché l'allineamento corretto è individuato attraverso l'utilizzo di parametri statistici dipendenti dai valori dei voxel dell'immagine. Se questi metodi possono essere applicati praticamente in tutta la diagnostica per immagini è perché la loro definizione lascia spazio a un gran numero di tecniche diverse tra loro che trovano la miglior applicazione in diversi campi di studio, in base alle relative necessità. Il processo di registrazione (e il controllo della sua buona qualità) può avvenire infatti valutando proprietà diverse nell'ambito dell'intera immagine: parametri relativi alle due immagini come l'entropia o la deviazione standard dell'istogramma possono essere presi come riferimento per allineare correttamente le immagini destinate alla fusione. Relazioni crociate tra le immagini originali, o parte di esse, permettono una corretta sovrapposizione basata non più sulla definizione di punti fiduciali da sovrapporre, bensì su caratteristiche matematiche delle immagini intrinseche e non interpretabili dall'operatore, garantendo risultati univoci.

Le tecniche basate sull'analisi del voxel si sono dimostrate le più flessibili (si pensi alla difficoltà di trovare marker adatti nel caso di fusione multimodalità), in termini di campo di applicazione, accuratezza e velocità. Le iniziali difficoltà di computazione dovute alla struttura iterativa degli algoritmi e alla grande quantità di dati sono state risolte efficacemente individuando supporti hardware che accelerassero il processo permettendo un accesso in parallelo alla memoria.

In questa classe di tecniche, quella di elezione è ad oggi la cosiddetta *mutual information* (MI); in pratica con questa procedura si tende a minimizzare lo scarto di valori all'interno dell'istogramma ottenuto sovrapponendo le immagini, nonché l'entropia di correlazione, in modo che sia massima la quantità di informazione "coerente" tra le due immagini. La MI è infatti un concetto della teoria delle informazioni che misura la dipendenza statistica di due variabili casuali, cioè quanta informazione contiene una variabile circa l'altra. Al momento della registrazione, questo valore dovrà essere massimo. Il primo passo è quello di ottenere gli istogrammi, separati, delle due immagini destinate alla registrazione; in questi grafici sono contenute le informazioni sulla frequenza dei valori dei voxel. Si viene a creare poi un istogramma attraverso la combinazione delle due immagini, nel quale si rappresenta la frequenza delle occorrenze delle coppie di valori ottenute in una determinata posizione all'interno dell'immagine. Calcolando le entropie dei tre istogrammi ottenuti si va a calcolare la MI come risultato della somma delle entropie degli istogrammi delle immagini di partenza meno l'entropia correlata, cioè quella del terzo istogramma. In pratica, il software procede con modifiche passo passo, ottenute mediante traslazioni e rotazioni, della seconda immagine sulla prima: quando le immagini sono allineate, la dispersione degli istogrammi è minore e quindi massima la MI ottenuta.

È possibile registrare le immagini anche sfruttando la sola entropia di correlazione, ma il processo sopra descritto comprende anche i casi in cui sia necessario registrare volumi con differenti dimensioni lungo l'asse z (si pensi alla TC di un distretto anatomico e alla sua registrazione su un esame PET total-body). Complessivamente, i vantaggi dell'applicazione dell'algoritmo di MI consistono nella sua dipendenza dall'istogramma di un'immagine anziché dall'intensità dei singoli pixel, nella sua completa automazione e nella robustezza della procedura in termini di qualità di immagine e resistenza ad agenti di degradazione quali rumore, artefatti o distorsioni locali.

## Valutazione del processo di registrazione

La valutazione della buona qualità del processo di registrazione e quindi dell'intera fusione di immagini di cui la registrazione è il primo fondamentale passo è una questione particolarmente complessa sia dal punto di vista tecnico che da quello logico. Infatti, con l'eccezione degli studi su cadavere (impossibili però nell'ambito della medicina nucleare), non è mai possibile avere una realtà oggettiva con la quale confrontare i risultati della procedura di fusione, la cui valutazione si affida quindi agli stessi metodi che l'hanno generata, quali ad esempio il posizionamento di marker o l'occhio esperto di un medico refertante. Anche gli eventuali studi di fantocci, che permettono di valutare preventivamente il buon funzionamento di un algoritmo di registrazione, hanno un valore molto limitato perché non ricalcano la complessità anatomica e di movimento propria del paziente. Registrare due immagini attraverso metodi intrinseci e poi valutare il risultato del processo utilizzando marker esterni non può non risentire degli stessi errori di cui soffre la registrazione tramite punti fiduciali; si tratta quindi di un circolo vizioso. Non è nemmeno possibile poi valutare la fusione retrospettiva di due immagini, ad esempio TC e PET, comparandole con quelle ottenute mediante esame su apparecchiatura ibrida, poiché come già detto questa soluzione non è garanzia di completa immobilità del paziente e può comunque risentire di problematiche software. La valutazione in termini di riproducibilità e bontà dell'algoritmo di fusione è quindi in gran parte ottenuta mediante l'attenta osservazione dei risultati.

## Letture consigliate

Betti F (2005) Valutazione di efficienza di alcuni metodi di fusione tra immagini di radiodiagnostica e SPECT. Università degli Studi di Pisa Italy, Tesi del Corso di Laurea in Tecniche di Radiologia Medica per Immagini e Radioterapia, Anno 2004-2005

O'Donnell JK (2001) Clinical applications of image fusion in oncology. Japanese Journal of Nuclear Medicine 38:468

Maintz JBA, Viergever MA (1996) An overwiev of medical image registration methods. In Symposium of the Belgian hospital physicists association (SBPH/BVZSF) 12:1-22

Slomka PJ (2004) Software approach to merging molecular with anatomy information. J Nucl Med 45[Suppl 1]:S36-S45

**D. Volterrani, D. Fontanelli**

Come in radiologia, la visualizzazione di dati di tomografia computerizzata a emissione di fotone singolo (SPECT) e tomografia a emissione di positroni (PET) è tradizionalmente presentata come una serie di sezioni su pellicola, sebbene questa modalità di rappresentazione sia giustificata per dati con elevato anisotropismo, dove la distanza tra sezioni è molto maggiore rispetto alle dimensioni del pixel. SPECT e PET offrono, tuttavia, il vantaggio di produrre dati fondamentalmente isotropici, ottimali per l'imaging tridimensionale (3D). Insieme ad approcci relativamente semplici, quali la visualizzazione e la manipolazione di piani anatomici od obliqui, ormai componenti essenziali per l'analisi 3D dei dati SPECT e PET, esistono altre modalità che consentono di ricreare e visualizzare il volume 3D dei dati. Queste modalità di ricostruzione 3D sono sempre più frequentemente applicate anche per la diffusione delle tecniche di fusione di dati funzionali con quelli di tomografia computerizzata (TC) e di risonanza magnetica (RM).

## La visualizzazione 3D

Le più semplici tecniche per la visualizzazione di dati 3D consentono di muoversi all'interno del volume acquisito in ogni direzione e orientamento; l'osservatore può visualizzare i dati in ciascuno dei tre piani anatomici ortogonali (assiali, coronali, sagittali); allo stesso tempo l'operatore può definire qualsiasi sezione obliqua che meglio si adatti all'anatomia dell'organo da analizzare.

La classica rappresentazione dei dati tomografici SPECT e PET è quella che prevede la visualizzazione dei piani assiale, coronale e sagittale. Un esempio di tale rappresentazione dei dati è frequentemente utilizzato in ambito oncologico, dove viene posizionato un cursore 3D,

E. Neri, P. Marcheschi, D. Caramella. *Produrre ed elaborare immagini diagnostiche.*
ISBN 978-88-470-1063-5. © Springer 2008

ovvero un puntatore di un punto qualsiasi nello spazio, che consente di avere il display simultaneo dei tre piani anatomici ortogonali che passano per il punto selezionato. Tale rappresentazione è ancora più importante da quando sono in commercio apparecchiature ibride come SPECT/TC e PET/TC, in quanto è possibile visualizzare istantaneamente i piani passanti per il punto selezionato sia della SPECT o PET, della TC e dell'immagine di fusione delle due modalità di imaging (Fig. 1). Tuttavia, vi sono situazioni in cui è necessario utilizzare sezioni oblique orientate secondo piani anatomici particolari. Tali piani possono essere scelti ad hoc, secondo le necessità dettate dai singoli esami (ad es., lungo l'asse longitudinale di un rachide con decorso scoliotico) oppure vengono generati secondo standard universalmente riconosciuti. Gli studi PET o SPECT cardiaci e cerebrali rientrano in quest'ultimo caso.

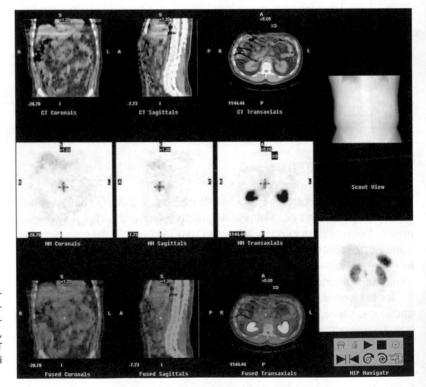

**Fig. 1.** SPECT/TC con [111]In-octreotide. Area di accumulo focale del radiofarmaco in sede addominale visibile nei piani assiale, coronale e sagittale della SPECT e, TC e nella fusione di immagini (*in basso*)

## SPECT e PET cerebrale

Le gamma camere e gli attuali tomografi PET/TC non consentono l'inclinazione del gantry. Pertanto il riorientamento dei dati ricostruiti
avviene mediante la generazione di piani obliqui, in post-processing,
secondo l'asse fronto-occipitale o l'asse passante per la linea che con-
giunge commissura anteriore e posteriore (asse AC-PC). Oltre a questo
tipo di ricostruzione è possibile, quando necessario, riallineare i dati
anche sugli altri piani per compensare una non corretta e simmetrica
posizione del capo del paziente. Il risultato è quello di ottenere sezioni
secondo piani canonici e riproducibili nei diversi pazienti (Fig. 2).

Questo riallineamento dei dati PET o SPECT cerebrali, richiesto in
studi di perfusione, di metabolismo o di studi recettoriali, origina dal fatto
che l'analisi qualitativa si basa come prima cosa sul riscontro di asimme-

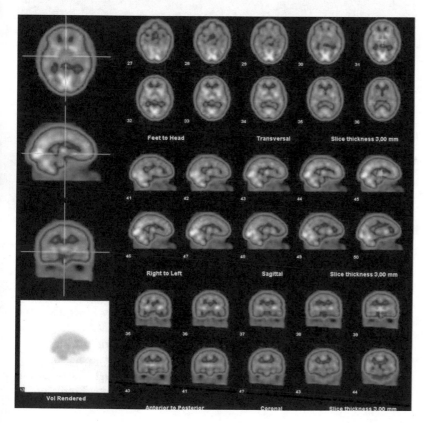

Fig. 2. SPECT di perfusione cerebrale riallineata sul piano AC-PC

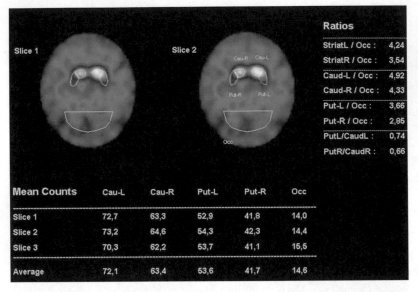

| Ratios | |
|---|---|
| StriatL / Occ : | 4,24 |
| StriatR / Occ : | 3,54 |
| Caud-L / Occ : | 4,92 |
| Caud-R / Occ : | 4,33 |
| Put-L / Occ : | 3,66 |
| Put-R / Occ : | 2,85 |
| PutL/CaudL : | 0,74 |
| PutR/CaudR : | 0,66 |

| Mean Counts | Cau-L | Cau-R | Put-L | Put-R | Occ |
|---|---|---|---|---|---|
| Slice 1 | 72,7 | 63,3 | 52,9 | 41,8 | 14,0 |
| Slice 2 | 73,2 | 64,6 | 54,3 | 42,3 | 14,4 |
| Slice 3 | 70,3 | 62,2 | 53,7 | 41,1 | 15,5 |
| Average | 72,1 | 63,4 | 53,6 | 41,7 | 14,6 |

Fig. 3. SPECT del trasportatore dopaminergico in paziente con parkinsonismo. Le ROI vengono accuratamente posizionate sugli striati (caudati e putamen) e su una zona di riferimento in sede occipitale. Vengono così calcolati degli indici che correlano con la gravità della degenerazione dei neuroni dopaminergici

trie di lato tra uguali strutture. Inoltre, un preciso allineamento dei dati è strettamente necessario quando venga effettuata un'analisi semiquantitativa mediante impiego di regioni di interesse (ROI) (Fig. 3).

## SPECT e gated-SPECT miocardica

Più articolata è l'elaborazione dei dati SPECT in cardiologia. Infatti sono stati immessi in commercio diversi pacchetti software dedicati per l'analisi dei dati in quest'ambito. I due maggiormante utilizzati sono il QPS/QGS, sviluppato presso il Cedar-Sinai di Los Angeles (California, USA), e l'Emory Cardiac Toolbox (ECT), sviluppato presso l'Emory University di Atlanta (Georgia, USA).

Entrambi i software danno la possibilità di analizzare non solo i dati SPECT (3D) ma anche quelli gated o GSPECT (4D). L'acquisizione GSPECT è ottenuta registrando il complesso QRS dell'ECG e la gamma camera, ricevendone il segnale, genera dati corrispondenti alle varie fasi del ciclo cardiaco (*binning*) per ogni angolo di proiezione dell'acquisizione. Secondo quanto dettato dall'American Heart Association, American College of Cardiology e la Society of Nuclear Medicine, le

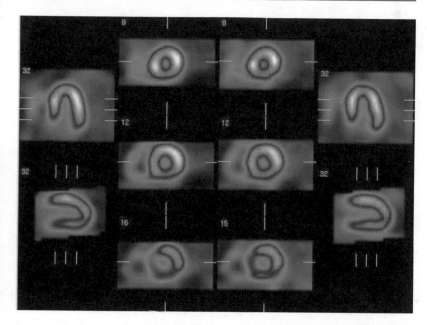

Fig. 4. SPECT di perfusione miocardica stress-rest. Sezioni asse
lungo orizzontale, asse lungo
verticale, asse corto

sezioni SPECT o GSPECT assiali vengono riorientate in modo da ottenere tre serie di immagini corrispondenti a sezioni del miocardio orientate lungo i seguenti piani (Fig. 4):
1. asse lungo orizzontale, che presenta una forma "a ferro di cavallo"
   ed esplora il miocardio dalla parete inferiore a quella anteriore; le
   sezioni vengono convenzionalmente visualizzate con l'apice ventricolare rivolto verso l'alto;
2. asse corto, che presenta una forma "a ciambella", in cui la parte centrale vuota corrisponde alla cavità ventricolare, con sezioni che pro-
   cedono dalla punta verso la base;
3. asse lungo verticale, che presenta una forma "a ferro di cavallo
   schiacciato", in cui la porzione aperta rappresenta la base del cuore
   ed esplora il miocardio ventricolare procedendo dal setto alla parete
   libera; le sezioni vengono convenzionalmente visualizzate con l'apice ventricolare rivolto verso destra.

Utilizzando un'apposita tecnica di elaborazione dei dati SPECT, si
possono ottenere particolari immagini circolari, chiamate *bull's eye* o
mappe polari, che permettono di evidenziare, su un'unica immagine 2D,
le informazioni 3D riguardanti la perfusione di tutte le regioni del mio-

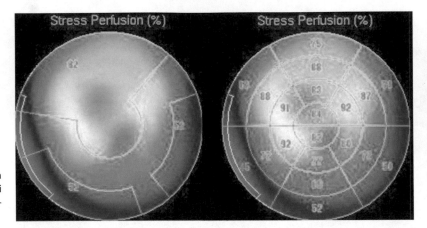

Fig. 5. Mappe polari. A sinistra sono indicati i territori coronarici e a destra un modello di divisione a 20 segmenti

cardio del ventricolo sinistro. La porzione centrale della mappa polare corrisponde alla regione apicale mentre la porzione esterna corrisponde alla base del ventricolo; nei quattro quadranti, nord, ovest, sud, est, sono rispettivamente rappresentate la parete anteriore, laterale, inferiore e settale. Sulle immagini può essere riportato il territorio di distribuzione delle arterie coronarie o un modello di rappresentazione dei vari segmenti parietali (Fig. 5).

Entrambi i software commerciali QPS/QGS e ECT sono in grado di fornire dati semiquantitativi e quantitativi, altamente riproducibili, riguardanti perfusione e funzione ventricolare sinistra. È possibile inoltre confrontare la perfusione del singolo paziente con quella di un database di soggetti normali di riferimento. Nelle Figure 6 e 7 sono riportati dati e risultati ottenibili con il software QPS/QGS.

## Maximum Intensity Projection

Come già spiegato nella parte generale la tecnica maximum intensity projection (MIP) è una modalità di ricostruzione delle immagini che si basa sull'individuazione, all'interno di ogni linea di proiezione del volume dei dati, soltanto dei voxel con intensità massima che vengono quindi utilizzati per la successiva proiezione dei dati. In questo modo, si evita di sommare buona parte delle informazioni legate all'attività del background migliorando il rapporto segnale/rumore. Le zone di maggiore concentrazione del radiofarmaco appaiono come immerse in un volu-

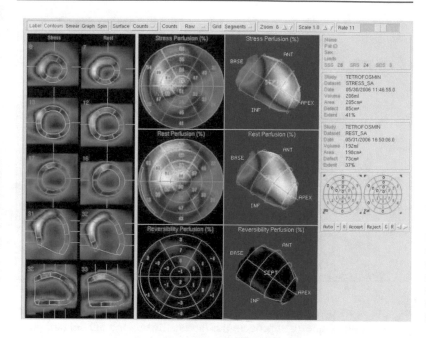

**Fig. 6.** Risultati dell'analisi della perfusione miocardica con software QPS/QGS. Oltre alle sezioni più rappresentative, le mappe polari e la visualizzazione 3D della perfusione, sono riportati gli score che quantificano la gravità dei difetti di perfusione confrontando il paziente in esame con il database di soggetti normali

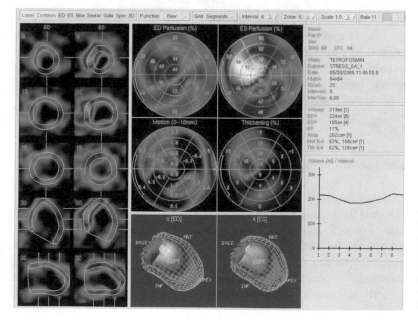

**Fig. 7.** Risultati dell'analisi della cinesi ventricolare sinistra con software QPS/QGS. Le mappe polari rappresentano la perfusione in telediastole e telesistole, la cinesi parietale e l'ispessimento sistolico. A destra sono visualizzati i volumi ventricolari e la frazione di eiezione

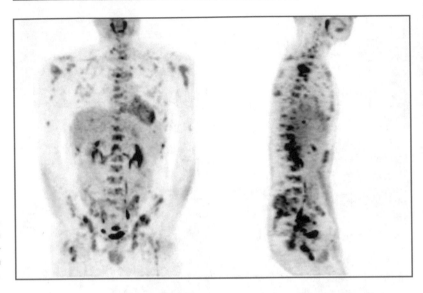

**Fig. 8.** Due immagini MIP di una PET total body con FDG di un paziente con metastasi scheletriche multiple da carcinoma gastrico

me più o meno trasparente costituito dal basso contributo del background. Poiché questo approccio per la visualizzazione 3D dei dati comporta in generale la perdita dell'informazione della profondità, le diverse proiezioni MIP sono rappresentate in *cine-mode* facendole ruotare, correntemente, sull'asse longitudinale.

Questo approccio viene utilizzato frequentemente per la rappresentazione di dati che impiegano indicatori che possiamo definire positivi, ovvero che si concentrano maggiormente nelle lesioni rispetto agli altri tessuti, come nella PET con fluorideossiglucosio (FDG). Nella Figura 8 è riportato l'esempio di una MIP di un esame PET total-body con [18]F-FDG.

## Surface rendering

Le tecniche di *surface rendering* sono invece basate sul calcolo di valori soglia (operazione definita *thresholding*) in modo da segmentare strutture o organi con attività diverse e definendone, in questo modo, la superficie. In pratica, con questo approccio, si individuano quei voxel che, nell'ambito di un determinato volume, rientrano in un range di valori soglia predefinito dall'operatore. Il contorno della superficie del volume delimitato viene modellato come un numero di poligoni sovrapposti rappresentati con un fattore di illuminazione virtuale in modo da ottenere un effetto luci/ombre che conferisce l'aspetto visivo tridimensionale.

In realtà, questo tipo di ricostruzione delle immagini, come anche il *volume rendering*, al contrario di quanto avviene con la TC o la RM, non ha finora trovato un impiego estensivo in SPECT o PET. Un motivo è da ricercarsi nel fatto che, mentre nelle immagini TC e RM i valori dei voxel corrispondono a valori densitometrici o di segnale, riconducibili a tessuti o strutture diverse (osso, vasi, ecc.), i valori dei voxel degli esami di medicina nucleare sono generalmente valori di attività relativi; quindi è difficile definire a priori un valore assoluto di soglia per il *surface rendering* e tale scelta, spesso arbitraria, può portare a risultati non corretti. Soltanto recentemente approcci che si basano sul *surface rendering* 3D sono stati impiegati con successo in cardiologia nucleare. Pacchetti software ampiamente validati sono in grado di effettuare il calcolo di volumi, cinesi parietale, ispessimento sistolico e frazione di eiezione del ventricolo sinistro, utilizzando dati SPECT di perfusione miocardica acquisiti in sincronizzazione con il battito cardiaco. Definendo e rappresentando in 3D la superficie subepicardica e subendocardica del ventricolo sinistro durante le fasi del ciclo cardiaco, un display grafico permette la visualizzazione e la manipolazione delle immagini *surface* 3D in movimento (ovvero 4D) per la valutazione della cinesi ventricolare (Fig. 9).

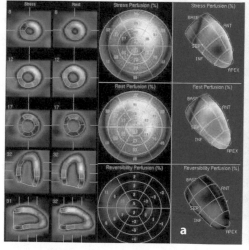 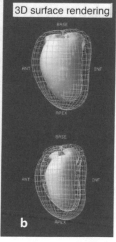

Fig. 9. In (**a**) ricostruzione secondo asse corto, asse lungo orizzontale e asse lungo verticale di una SPECT di perfusione miocardica stress/rest del ventricolo sinistro con relative mappe polari e 3D. In (**b**) 3D-surface rendering del ventricolo sinistro in telediastole (*in alto*) e telesistole (*in basso*) ottenuto dai dati SPECT di perfusione miocardica (acquisizione gated)

## Cenni sulla fusione di immagini

Negli ultimi anni è cresciuto sempre di più l'interesse per il confronto diretto tra differenti modalità di imaging, come TC, RM, come SPECT e PET. Attualmente esistono due approcci per la fusione di immagini: software e hardware. La fusione software viene effettuata quando due acquisizioni sono effettuate separatamente ed è necessaria una tecnica di coregistrazione a posteriori prima di effettuare la fusione. La fusione hardware avviene quando si utilizzano strumenti di acquisizione così detti ibridi, SPECT/TC e PET/TC, che consentono di ottenere dati delle diverse modalità nello stesso spazio anatomico. Diversi sono i modi di coregistrazione dei dati. I più frequentemente utilizzati con PET e SPECT nello studio del sistema nervoso centrale sono quelli di registrazione automatica, tipo *automatic image registration* e *mutual information*. Questi metodi, non solo consentono di coregistrare dati dello stesso soggetto (es: SPECT o PET con RM), attraverso una trasformazione dei dati 3D, detta *rigid body*, ma offrono anche la possibilità di normalizzarli in uno spazio anatomico comune (normalizzazione stereotassica), attraverso trasformazioni plastiche dei dati 3D, o di *warping*. La trasformazione *rigid body* è applicata nella coregistrazione di dati funzionali a quelli morfologici di uno stesso soggetto (es: localizzazione anatomica del focus epilettogeno con SPECT ictale/interictale fuse con RM). La normalizzazione stereotassica è alla base di valutazioni di flusso cerebrale o di metabolismo glucidico con approcci che confrontano i dati del singolo paziente o di un gruppo di pazienti con quelli di un database di soggetti normali o di pazienti, con un approccio statistico. Nella Figura 10 è riportato il risultato dell'analisi SPECT di flusso cerebrale effettuata con approccio statistico, *statistical parametric mapping* (SPM).

In campo oncologico, la modalità di fusione 3D dei dati funzionali e anatomici più attuale è quella hardware, soprattutto utilizzando $^{18}$F-FDG PET e TC a bassa dose. Con uno scanner ibrido PET/TC si elimina il post-processing di coregistrazione necessario quando le immagini vengono acquisite con due strumenti ed in due sessioni separate, poiché i dati del paziente vengono acquisiti nella stessa posizione e sono quindi "meccanicamente fuse". Diverse sono le modalità di visualizzazione: quella del cursore, dove è possibile puntare alla struttura anatomica di interesse sulla TC e avere la visualizzazione istantanea del dato PET corrispondente "parametrizzato" (valore dei voxel

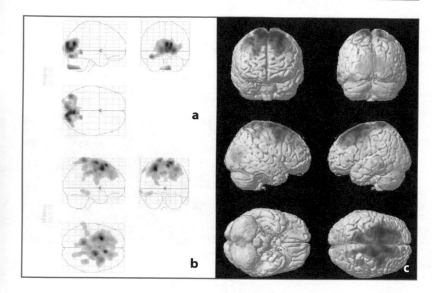

**Fig. 10.** Analisi SPM e SPECT di perfusione cerebrale. In (**a**) le immagini MIP rappresentano le aree di significativa ipoperfusione cerebrale in un gruppo di pazienti con demenza a corpi di Lewy rispetto ad un gruppo di pazienti con malattia di Alzheimer. In (**b**) le aree di significativa ipoperfusione nei pazienti con malattia di Alzheimer rispetto a quelli con demenza a corpi di Lewy. Nell'immagine (**c**) sono rappresentate in rosso e verde le stesse aree di significativa ipoperfusione co-registrate su un modello 3D di RM (*surface rendering*). I dati sono stati sottoposti a normalizzazione stereotassica

espresso in *standardized uptake value*, SUV), o viceversa; un'altra possibilità è quella di visualizzare i dati PET e TC fusi direttamente tra loro, dove alle sezioni TC viene sovrapposta la PET rappresentata con scala colore e variabile fattore di trasparenza e intensità (Fig. 10). Con la fusione dei dati PET e TC, si è inoltre recentemente aperta la possibilità di effettuare valutazioni quantitative attività/massa delle lesioni neoplastiche, informazione utile per l'ottimizzazione del volume bersaglio in corso di piani di trattamento in radioterapia o per stime dosimetriche per terapia radiometabolica; è verosimile che per queste valutazioni le ricostruzioni *surface* e *volume rendering* diventeranno sempre più utilizzate (Fig. 11).

## La quantizzazione dei dati PET con FDG

Un'accurata quantizzazione assoluta dei dati ottenibili con la PET può assumere particolare importanza in specifiche situazioni cliniche. In questo caso è necessario ottenere dati di cinetica del tracciante ottenuti

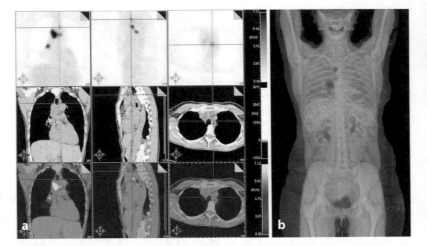

**Fig. 11.** In (**a**) sezioni FDG PET, TC e PET/TC "fuse" di un paziente con metastasi linfonodali mediastiniche. In (**b**) 3D-surface rendering ottenuto dalla fusione di dati FDG PET e TC. In *blu* sono rappresentate le aree di maggiore concentrazione del FDG nella PET

mediante acquisizioni dinamiche (4D) e con l'impiego di curve di input arterioso. Per il FDG viene impiegato un modello compartimentale che ne descrive il trasporto e il comportamento biochimico (Fig. 12). Questo modello è stato originalmente descritto da Sokoloff. Il FDG distribuito nel sangue viene captato dalle cellule con meccanismi attivi con un tasso $K_1$. L'enzima esochinasi fosforila il FDG a FDG-6-$PO_4$ con tasso $k_3$. Il FDG può uscire dalla cellula con tasso $K_2$. Al contrario, il FDG-6-$PO_4$ rimane all'interno della cellula perché non viene ulteriormente metabolizzato, e il tasso $K_4$ è trascurabile in quanto la glucosio-6-fosfatasi è un enzima molto poco rappresentato nella maggior parte dei tessuti avidi di glucosio.

I due approcci analitici più noti sono il metodo della regressione non lineare, ottenuto mediante fitting delle curve attività/tempo tessutali calcolate mediante l'impiego di ROI, e il metodo grafico di Patlak. Entrambi questi approcci analitici consentono di misurare il tasso di consumo del glucosio ($MR_{glu}$) espresso in μmol/min/gr, calcolabile mediante la seguente formula:

$$MR_{glu} = \frac{C_p}{LC} \cdot \frac{k_1 \cdot k_3}{k_2 + k_3} = \frac{C_p}{LC} \cdot k_i$$

dove $C_p$ rappresenta la concentrazione plasmatica del FDG ottenuta da campioni ematici e LC è la costante che mette in relazione la cinetica

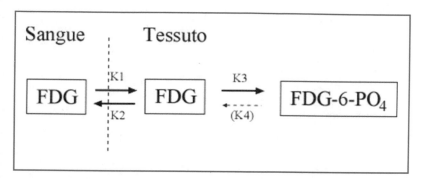

**Fig. 12.** Modello compartimentale per la captazione tessutale del FDG

del FDG e quella del glucosio. $K_i$ $\left(\dfrac{k_1 \cdot k_3}{k_2 + k_3}\right)$ è la costante di influsso cellulare del FDG.

Con questi metodi è possibile inoltre generare vere e proprie immagini 3D parametriche, che nel caso del FDG saranno caratterizzate da voxel con valori assoluti di $MR_{glu}$. Nel caso del metodo di Patlak, i parametri cinetici della distribuzione del radiofarmaco possono essere calcolati voxel per voxel senza la necessità di effettuare prelievi ematici arteriosi, ma utilizzando come input una struttura anatomica vascolare che sia compresa nel campo di vista dell'acquisizione 4D. Un tipico esempio è quello della cavità ventricolare sinistra, nella valutazione del metabolismo glucidico miocardico; tuttavia anche l'aorta toracica e addominale possono essere utilizzate per questo scopo. L'equazione di Patlak è la seguente:

$$\frac{C_t(t)}{C_b(t)} = K_i \frac{\int_0^t C_b(t)dt}{C_b(t)}$$

dove $C_t$ è la concentrazione del tracciante nei vari tessuti, $C_b$ la concentrazione nel sangue (input) e $K_i$ la costante di influsso cellulare del tracciante nei vari tessuti. Nella Figura 13 è rappresentato il grafico di

Patlak con in ascisse $\dfrac{\int_0^t C_b(t)dt}{C_b(t)}$ (integrale dell'attività plasmatica) e in

ordinata $\dfrac{C_t(t)}{C_b(t)}$ (volume di distribuzione del tracciante). Dal fit lineare

dei punti del grafico si ottiene la slope $K_i$. Conoscendo come varia nel tempo l'attività nella regione che costituisce l'input arterioso, è possibile calcolare la pendenza della slope $K_i$ voxel per voxel che, moltiplicata per la glicemia del paziente, consente di ottenere il valore di $MR_{glu}$ per

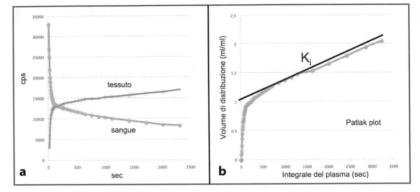

Fig. 13. a Rappresentazione
della curva attività/tempo a livello del sangue (input) e di uptake
cellulate (*tessuto*). b Grafico di Patlak con fit lineare e calcolo della
slope ($K_i$)

tutti i voxel che costituiscono i dati 3D del distretto anatomico compreso nel campo di vista dell'esame. Per questo tipo di analisi sono disponibili in commercio software in grado di leggere e analizzare i dati PET
trasformati in formato DICOM. Il vantaggio dell'imaging parametrico è,
oltre a quello di ottenere valori quantitativi assoluti, di poter ottenere un
contrasto migliore tra organi e tessuti con differenti parametri cinetici
($K_i$) del radiofarmaco.

## Letture consigliate

Faber TL, Vansant JP, Pettigrew RI et al (2001) Evaluation of left ventricular endocar-
dial volumes and ejection fractions computed from gated perfusion SPECT with
magnetic resonance imaging: comparison of two methods. J Nucl Cardiol 8:645-
651

Friston KJ, Frith CD, Liddle PF, Frackowiak RS (1991) Comparing functional (PET)
images: the assessment of significant change. J Cereb Blood Flow Metab 11:690-
699

Fujiwara T, Miyake M, Watanuki S et al (1999) Easy detection of tumor in oncologic
whole-body PET by projection reconstruction images with maximum intensity
projection algorithm. Ann Nucl Med 13:199-203

Germano G, Kavanagh PB, Su HT et al (1995) Automatic reorientation of three-dimensional, transaxial myocardial perfusion SPECT images. J Nucl Med 36:1107-1114

O'Brien TJ, So EL, Mullan BP et al (1999) Subtraction SPECT co-registered to MRI
improves postictal SPECT localization of seizure foci. Neurology 52:137-146

Scarfone C, Lavely WC, Cmelak AJ et al (2004) Prospective feasibility trial of radiotherapy target definition for head and neck cancer using 3-dimensional PET and CT
imaging. J Nucl Med 45:543-552

Sgouros G, Kolbert KS, Sheikh A et al (2004) Patient-specific dosimetry for 131I
    thyroid cancer therapy using 124I PET and 3-dimensional-internal dosimetry (3D-
    ID) software. J Nucl Med 45:1366-1372

## Sistemi di aiuto alla diagnosi

# 16

E. Neri, M. Barattini, G. Carmignani

## I sistemi esperti

I sistemi esperti (SE) si caratterizzano per la capacità di eseguire compiti che di solito vengono eseguiti da una persona esperta in un particolare dominio (inteso come un ambito della conoscenza) ben delimitato e ristretto. L'esperto è colui che ha una notevole conoscenza ed esperienza in un dominio ed è in grado, in tale ambito, di dare risposte corrette.

Lo sviluppo dei SE inizia negli anni sessanta con l'invenzione di DENDRAL, un programma capace di dedurre strutture chimiche a partire dalle loro formule e da dati spettrografici. Nel 1976 viene creato MYCIN, programma usato per la diagnostica delle malattie infettive, che può essere considerato come il primo valido SE applicato alla medicina, divenuto riferimento obbligatorio per i sistemi successivi. Tra la fine degli anni '70 e l'inizio degli anni '80 appaiono altri sistemi principalmente sperimentali applicati soprattutto all'Oftalmologia. In seguito, si è giunti alla realizzazione di SE per la radiodiagnostica, o *computer-aided diagnosis* (CAD). I sistemi CAD hanno l'obiettivo di migliorare e supportare la diagnosi del radiologo. Il primo uso commerciale di un sistema CAD è avvenuto nel 1998 e riguardava la rilevazione di lesioni in immagini mammografiche.

## Perché utilizzare i sistemi CAD?

Uno dei problemi principali nell'individuare lesioni in immagini radiologiche è dato dalla soggettività dell'osservatore. Normalmente la curva di apprendimento necessaria affinché siano raggiunti alti livelli di accuratezza diagnostica è molto rapida. In ogni modo, anche nei casi in cui vi sia un grado elevato di esperienza, in molti tipi di immagini, indivi-

E. Neri, P. Marcheschi, D. Caramella. *Produrre ed elaborare immagini diagnostiche.*
ISBN 978-88-470-1063-5. © Springer 2008

duare una lesione e, di conseguenza, effettuare una diagnosi, è un compito spesso arduo. Le cause di questa difficoltà sono solitamente dovute ai seguenti fattori, che agiscono singolarmente o in combinazione:
- scarsa qualità delle immagini
- perdita di dettagli nel passaggio dalla visione 2D a quella 3D
- lesioni difficilmente visibili dall'occhio umano a causa delle loro ridotte dimensioni
- soggettività nell'interpretazione
- stanchezza e mancanza di concentrazione
- esecuzione di una ricerca non sistematica o superficiale.

Alcuni studi hanno dimostrato che, quando le lesioni non si distinguono nettamente dal fondo dell'immagine, per localizzarle è necessaria un'attenta osservazione sistematica. Per tutta una serie di fattori, legati alla quantità di indagini da interpretare, alla scarsa attenzione e focalizzazione sull'immagine, ecc, la lettura degli esami nella maggior parte dei casi non è sistematica. Ciò quindi può comportare una non trascurabile quota di pazienti ai quali non viene rilevata patologia (falsi negativi), così come vi possono essere pazienti che, alla luce di un sospetto, sono sottoposti a esami bioptici, pur non presentando la patologia cercata (falsi positivi).

Il medico radiologo, quando analizza semplici lesioni non disturbate da un substrato "rumoroso", si comporta quasi da osservatore ideale, tuttavia, come è stato detto, può avere limiti intrinseci nell'interpretazione dell'immagine, prevalentemente a causa della ricerca non sistematica o della presenza di rumore. Per questi motivi sono state avviate molte ricerche volte a individuare nuove tecniche e metodi che permettano di rendere più accurata la diagnosi. In questo senso, i sistemi CAD possono essere di grande utilità.

Questi sistemi analizzano l'immagine al fine di rilevare e caratterizzare regioni di interesse, con l'obiettivo finale non tanto di porre una diagnosi in maniera completamente automatica, senza intervento umano, ma di aiutare il medico radiologo a migliorare l'accuratezza diagnostica, volgendo l'attenzione verso le zone dell'immagine maggiormente sospettate per la presenza di patologia.

Il sistema CAD trasforma l'immagine originale in una seconda immagine nella quale, mediante una qualche forma di marcatura, sono poste in risalto le zone sospettate di contenere un'anomalia. Se il radiologo lavora con quest'immagine modificata è possibile che elabori una diagnosi differente da quella che avrebbe elaborato avvalendosi della sola immagine originale (Fig. 1) e, pertanto, i valori di sensibilità (Se) e specificità (Sp) in questo caso (Se2, Sp2) saranno differenti da quelli che sarebbero stati ottenuti senza l'ausilio del sistema CAD (Se1, Sp1). Pertanto, il sistema CAD è utile qualora sia in grado di migliorare Se e Sp (Se2, Sp2) rispetto a quelle ottenute senza avvalersi del CAD (Se1, Sp1).

I sistemi CAD sono stati applicati a numerose metodiche di diagnostica per immagini, ma possiamo affermare che le applicazioni odierne più importanti sono rappresentate dallo studio della mammella (con mammografia e risonanza magnetica), del torace (con tomografia computerizzata) e del colon (con colonscopia virtuale) (Fig. 2).

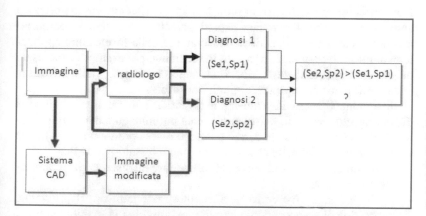

Fig. 1. Diagnosi con o senza l'ausilio di un sistema CAD. L'obiettivo finale di un sistema CAD è quello di migliorare l'accuratezza diagnostica del radiologo che interpreta l'immagine. L'accuratezza diagnostica è misurabile mediante i valori di sensibilità (*Se*) e di specificità (*Sp*) ottenuti

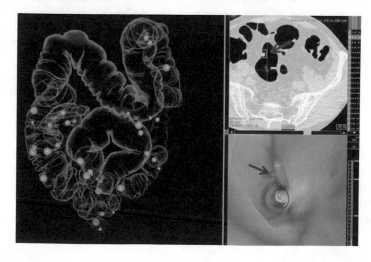

Fig. 2. Esempio di un sistema CAD per il riconoscimento di polipi del colon (Software CAD-COLON, Im-3D, Torino). Il polipo viene identificato e "marcato" (*frecce rosse*) per essere analizzato dal medico radiologo, che stabilirà se si tratta di un vero o di un falso positivo

## Funzionamento di un sistema CAD

Il sistema CAD si basa su due fasi fondamentali, il trattamento dell'immagine e il riconoscimento delle forme. La fase di trattamento consiste nell'elaborazione delle immagini acquisite, con segmentazione, generazione di modelli 3D, ecc. Tale fase è stata trattata ampiamente nei capitoli della prima parte di questo testo, laddove sono spiegate le tecniche di elaborazione delle immagini digitali.

### Riconoscimento delle forme

Il riconoscimento delle forme consiste in un sistema computerizzato automatico capace di emulare aspetti percettivi propri del comportamento umano. Le tecniche di riconoscimento delle forme sono applicate in ambiti molto diversi, non solo in medicina, per esempio sono usate nel riconoscimento di testi, riconoscimento del parlato, nella sicurezza (riconoscimento di impronte digitali, dell'iride).

Il termine riconoscere equivale a classificare in categorie o classi i distinti oggetti osservati. Per esempio, data un'immagine medica, il sistema di riconoscimento delle forme potrebbe essere programmato affinché classifichi ogni pixel nelle classi tessuto-sano o tessuto-patologico.

Esistono diversi metodi coi quali progettare un sistema di riconoscimento delle forme:
- Il *metodo deduttivo* cerca di affrontare razionalmente il problema, cerca cioè di comprenderne la natura e individua la maniera con cui risolverlo utilizzando sempre una strategia logica e regole precise. Questo metodo tenta di riprodurre la sistematicità usata dal radiologo nel riconoscimento delle forme per poterla così applicare al riconoscimento automatico.
- Il *metodo induttivo*, al contrario, si applica tipicamente a quei problemi in cui il radiologo è in grado di eseguire il riconoscimento di certe forme pur non conoscendo la maniera con cui lo fa. Questa metodologia richiede l'uso di un sistema di apprendimento utilizzato per creare un modello. In seguito, un classificatore userà questo modello per identificare (classificare) oggetti che non sono stati vagliati durante la fase di apprendimento. Il metodo induttivo è implicitamente associato al concetto di apprendimento.

Nella Figura 3 è mostrato lo schema di un sistema di riconoscimento di forme induttivo. Il sistema può lavorare allo scopo di apprendere

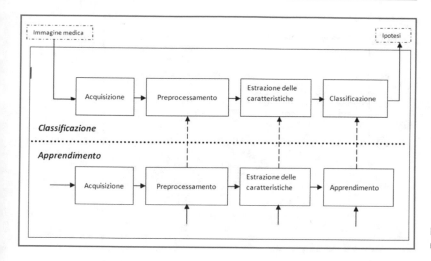

Fig. 3. Modello di sistema di riconoscimento delle forme

oppure di classificare. In entrambi i casi l'inizio è dato dall'acquisizione di un'immagine. In seguito è realizzato un preprocessamento il cui obiettivo è rilevare e identificare gli oggetti di interesse. Successivamente, nella fase di estrazione delle caratteristiche sono eseguite alcune misurazioni dell'immagine allo scopo di ottenere valori numerici o simboli rappresentativi o caratterizzanti l'immagine stessa; questa fase è cruciale, infatti, a seconda delle caratteristiche attribuite, sarà possibile o meno distinguere oggetti di classi diverse. Infine, a seconda che il sistema sia utilizzato perché apprenda o perché classifichi, queste caratteristiche saranno usate per realizzare (addestrare) un modello oppure per classificare l'oggetto in una delle possibili classi, avvalendosi del modello precedentemente addestrato.

Nell'ambito del metodo induttivo esistono vari criteri di approssimazione coi quali poter costruire il modello da utilizzare perché questo possa apprendere o classificare. Il criterio più utilizzato è quello dell'approssimazione statistica o geometrica, nella quale un oggetto è rappresentato sotto forma di n caratteristiche o misure, conosciute come vettori di caratteristiche. Questi vettori possono essere rappresentati come punti in uno spazio di n-dimensioni. L'obiettivo è quello di scegliere quelle caratteristiche che permettano di distribuire i vettori di caratteristiche in modo che le distinte classi o categorie occupino regioni dello spazio n-dimensionale il più possibile compatte e differenziate. Vengono così stabilite frontiere decisionali nello spazio in cui vi siano quelle caratteristiche che permettano di distinguere i vettori di ogni classe.

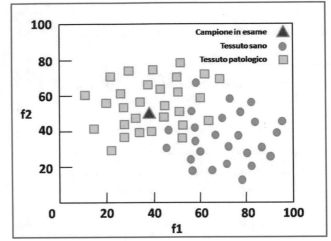

Fig. 4. Esempio di distribuzione di probabilità delle classi tessu-to-sano e tessuto-patologico in uno spazio di caratteristiche di 2 dimensioni. Il campione in esame (*triangolo rosso*) rientra nello spazio di caratteristiche del tessu-to patologico, e come tale viene quindi classificato

Queste frontiere decisionali si determinano a partire dalle distribuzioni di probabilità dei vettori di caratteristiche di ogni classe, ottenute dai campioni utilizzati per l'apprendimento. La Figura 4 mostra un esempio con la distribuzione dei vettori di caratteristiche in due classi (tessuto-sano e tessuto-patologico) ottenute da un insieme di campioni utilizzati per l'apprendimento-addestramento. Ogni classe è rappresentata da vettori che possiedono due caratteristiche (f1 e f2). Ogni punto della grafica rappresenta, pertanto, un vettore di caratteristiche. Durante la fase della classificazione/identificazione, di fronte a un campione sconosciuto (campione di un test), questo sarà classificato in una classe o in un'altra in base alla posizione che occupa.

## Schema del funzionamento di un sistema CAD

### Acquisizione

I sistemi CAD ricevono in ingresso una serie di immagini da analizzare, per esempio immagini TC, risultanti dall'esame eseguito dal paziente. Supponendo di acquisire un'immagine rappresentata da una scala di grigi, dopo la digitalizzazione, ogni immagine può essere rappresentata come una matrice di numeri interi, in cui a ogni elemento della matrice appartiene un valore numerico che rappresenta l'intensità di grigio che compete a ogni pixel dell'immagine.

## Preprocessamento

A seconda delle condizioni con le quali si realizza l'acquisizione dell'immagine, queste possono presentare variazioni significative di definizione o di contrasto. Queste variazioni rendono più complesso il processo di apprendimento e di classificazione, perché una maggior differenza tra le immagini in entrata renderà più difficoltosa la creazione di un modello omogeneo utilizzabile per rilevare la caratteristiche comuni nelle molteplici immagini; caratteristiche che poi dovrebbero consentire la classificazione. Una tecnica utilizzata per affrontare il problema è quella di normalizzare i valori di grigio a uno stesso livello in modo che la media di questi sia 0 e la deviazione standard 1.

## Estrazione delle caratteristiche

L'estrazione delle caratteristiche è il procedimento col quale si ricavano quelle informazioni, nelle immagini da analizzare, dirimenti e necessarie per la successiva classificazione.

Per poter differenziare in due classi (lesione e tessuto sano) ogni parte del tessuto in esame, dopo la precedente normalizzazione, si registrano le caratteristiche di ogni pixel dell'immagine in esame. In questo modo sarà possibile associare a ogni pixel un'etichetta di classe corrispondente al tessuto che rappresenta. Per estrarre le caratteristiche dai pixel del tessuto precedentemente normalizzato si applica un algoritmo di estrazione delle caratteristiche. Il metodo più semplice consiste nell'utilizzare direttamente come caratteristiche i livelli di grigio dell'immagine normalizzata, ma è anche possibile usare, per esempio, gli indici di curvatura di una superficie all'interno di una ricostruzione tridimensionale (un esempio tipico sono i polipi del colon).

## Classificazione

Dopo aver ottenuto le caratteristiche di ciascun pixel dell'immagine, si svolge la classificazione, attribuendo a ogni pixel il livello di sospetto corrispondente. Così come nella fase di estrazione delle caratteristiche, possono essere utilizzati numerosi diversi algoritmi. Uno dei sistemi più semplici e efficienti consiste nell'attribuire a ogni punto-pixel dell'immagine in esame un voto di maggiore o minore "vicinanza" alle classi in cui si desideri classificare il tessuto (tessuto sano o lesione) per poi calcolare quanti pixel appartengano all'una o all'altra classe. Per ogni area di tessuto, rappresentato dall'immagine in esame, sarà assegnata come ipotesi finale quella classe che ottenga complessivamente il maggior numero di "voti".

## Letture consigliate

Buchanan BG, Shortliffe EH (1969) Heuristic DENDRAL: a program for generating explonatory hypotheses in organic chemistry. In: Meltzer B, Michie D, (eds), Machine Intelligence, vol 4. Edinburgh University Press, Edinburgh, pp 209-254

Buchanan BG, Shortliffe EH (1984) Rule-based expert systems: the MYCIN exeriments of the Stanford Heuristic Progamming. Project Addison-Wesley. Reading,. Massachusetts

Doi K, MacMahon H, Giger ML, Hoffmann KR (1998) Proceedings of the First International Workshop on Computer-Aided Diagnosis, Chicago, 20-23 September 1998

Feigenbaum EA (1977) The art of artificial intelligence, 1: theories and case studies in knowledge engineering. Proc. 5th IJCAI

Vannier MW, Haller JW, Smith KR (1998) Future directions in 3D computer aided diagnosis and therapy. Proceedings of the First International Workshop on Computer-Aided Diagnosis, Chicago, 20-23 September

Waterman DA (1986) A guide to expert systems. Reading Massachussets, Addison Wesley

Weiss SM, Kulikowski CA, Amarel S (1978) A model-based method for computer-aided medical decision-making. Artificial Intelligence, Vol 11

Finito di stampare nel mese di maggio 2008